André Krieger

Wirkung von Levofloxacin und Moxifloxacin auf Sehnenzellen

André Krieger

Wirkung von Levofloxacin und Moxifloxacin auf Sehnenzellen

Vergleich der Wirkungen von Levofloxacin und Moxifloxacin auf Sehnenzellen vom Menschen in vitro und Antagonisierung der Effekte mit Acetylcystein

Südwestdeutscher Verlag für Hochschulschriften

Imprint
Any brand names and product names mentioned in this book are subject to trademark, brand or patent protection and are trademarks or registered trademarks of their respective holders. The use of brand names, product names, common names, trade names, product descriptions etc. even without a particular marking in this work is in no way to be construed to mean that such names may be regarded as unrestricted in respect of trademark and brand protection legislation and could thus be used by anyone.

Publisher:
Südwestdeutscher Verlag für Hochschulschriften
is a trademark of
Dodo Books Indian Ocean Ltd., member of the OmniScriptum S.R.L Publishing group
str. A.Russo 15, of. 61, Chisinau-2068, Republic of Moldova Europe
Printed at: see last page
ISBN: 978-3-8381-2521-3

Zugl. / Approved by: Berlin, Charite-Universitätsmedizin Berlin,Diss., 2010

Copyright © André Krieger
Copyright © 2011 Dodo Books Indian Ocean Ltd., member of the OmniScriptum S.R.L Publishing group

Inhaltsverzeichnis

	Abkürzungsverzeichnis	4
1	Einleitung	5
1.1	Sehne	5
1.1.1	Sehnenzelle	6
1.1.2	Extrazelluläre Matrix	6
1.1.3	Tendopathien	7
1.1.4	Chinolon-induzierte Tendopathien	9
1.2	Chinolone / Fluorchinolone	13
1.2.1	Entwicklungsgeschichte der Chinolone und ihre Einteilung	13
1.2.2	Wirkmechanismus	14
1.2.3	Struktur- Wirkungsbeziehung	15
1.2.4	Wechselwirkungen	17
1.2.5	Nebenwirkungen und Kontraindikationen	17
1.2.6	Levofloxacin	20
1.2.7	Moxifloxacin	21
1.3	N-Acetylcystein	22
1.4	Fragestellungen	23
2	Material und Methoden	24
2.1	Material	24
2.1.1	Geräte	24
2.1.2	Reagenzien und Verbrauchsmaterialien	25
2.1.3	Antikörper	27
2.1.4	Medien zur Zellkultivierung	28

2.1.5	Lösungen und Puffer	29
2.2	Methoden	33
2.2.1	Zellkultur	33
2.2.1.1	Primäre Tendozyten vom Menschen	33
2.2.1.2	Passagieren / Subkultivieren	34
2.2.1.3	Haltbarmachen durch Einfrieren und Auftauen der Proben	34
2.2.1.4	Quantifizierung von Sehnenzellen	35
2.2.1.5	Inkubation mit Testsubstanzen	35
2.2.2	Spezifische Proteindetektion mittels SDS-Gelelektrophorese und Western Blot	37
2.2.2.1	Probenvorbereitung und Durchführung	37
2.2.3	Immunhistochemie	39
2.2.3.1	Durchführung der Immunhistochemie	40
2.2.3.2	Cytospin	40
2.2.3.3	Vorbereitung der Objektträger für die Immunhistochemie	40
2.2.3.4	Semiquantitative Auswertung	41
2.2.4	Statistik	43
3	Ergebnisse	44
3.1	Ergebnisse der Western Blot Untersuchungen	44
3.1.1	Vergleich Levofloxacin und Moxifloxacin	45
3.1.2	Effekt der gleichzeitigen Exposition mit N-Acetylcystein und Levofloxacin im Western Blot	50
3.2	Ergebnisse der immunhistochemischen Analysen	55
3.2.1	Vergleich Levofloxacin und Moxifloxacin in der Immunhistochemie	55
3.2.2	Immunhistochemische Untersuchung der Zellen	

	nach einer Ko-Exposition mit Levofloxacin und N-Acetylcystein	59
4	Diskussion	63
4.1	Effekte von Fluorchinolonen in Tierexperimenten und *in vitro*	65
4.2	Effekt von N-Acetylcystein auf durch Levofloxacin beziehungsweise Moxifloxacin induzierte Veränderungen	70
5	Zusammenfassung	74
6	Literaturverzeichnis	76

Abkürzungsverzeichnis

ANOVA	Analysis of variance = Varianzanalyse
APS	Ammoniumpersulfat
Aqua dest.	Aqua destillata = destilliertes Wasser
BSA	bovines Serumalbumin
ca	cirka
DMEM	Dulbecco´s Modified Eagle´s Medium
DMSO	Dimethylsulfoxid
DNA, DNS	Desoxyribonukleinsäure
FCS	fetales Kälberserum
h	Stunde
Kg	Kilogramm
KG	Körpergewicht
L	Liter
µl	Mikroliter
µm	Mikrometer
M	Mol
mg	Milligramm
ml	Milliliter
Mg	Magnesium
MMP	Matrix-Metallo-Proteinase
mRNA	Messenger-Ribonukleinsäure
NAC	N-Acetylcystein
PBS	Phosphat-gepufferte Kochsalzlösung
PMSF	Phenylmethylsulfonylfluorid
QT-Zeit	Gesamtdauer der Kammererregung des Herzens
RT	Raumtemperatur
SDS	Natriumdodecylsulfat
TEMED	N, N, N´,N´-Tetramethylendiamin
ZNS	Zentrales Nervensystem

1 Einleitung

1.1 Sehne

Als Bestandteil des Bindegewebes werden Sehnen dem Stützgewebe zugeordnet. Weitere Bestandteile dieser Kategorie sind z.b. Knochen und Knorpel. Sie sind in ihrer Gesamtheit mesenchymalen Ursprungs. Sehnen sind anatomische Strukturen, die Muskeln und Knochen zwischengeschaltet sind. Ihre Aufgabe ist es, im Muskel entstehende Kräfte auf den Knochen zu übertragen und damit eine Gelenkbewegung zu ermöglichen. Dabei wird in der Sehne kinetische Energie aufgenommen. Die spezifische Speicherkapazität soll dabei um den Faktor 400 bis 1800 höher liegen als im Muskelgewebe (Zschabitz, 2005).

Der Ursprung und der Ansatz eines Muskels wird im Allgemeinen aus einer Sehne gebildet. An mehrbauchigen Muskeln befinden sich Sehnen auch zwischen den einzelnen Muskelbäuchen. Die Sehne selbst stellt mittels einer Muskel-Sehnen-Verbindung sowie mit einer Sehnen-Knochen-Verbindung Kontakt zu beiden Seiten her. Der Aufbau der Sehne ist durch ihre Funktion bestimmt. Sie besteht aus einem dreidimensionalen Netzwerk, der sogenannten Extrazellulären Matrix (EZM), welche zu 65-80% aus Collagen gebildet wird. Hauptsächlich findet man hier Collagen Typ I in geringen Bestandteilen auch Collagen Typ III und IV. Ebenso findet man 1-2% Elastin, ein weiteres Faserprotein.

Des weiteren gibt es noch anorganische Komponenten. Diese sogenannte Trockensubstanz der Sehne wird umgeben von der Grundsubstanz. Bestandteile der Grundsubstanz sind Wasser, Proteoglykane, Glukosaminoglykane und Glykoproteine. Der zelluläre Anteil wird von den Sehnenzellen (Tendozyten, Fibrozyten) und ihren Blasten zu 95% gebildet. Sie befinden sich zwischen den Collagenfasern. Sie synthetisieren die Bestandteile der oben beschriebenen extrazellulären Matrix. Somit besteht ihre Aufgabe in Auf- und Umbauprozessen in der Sehne (Jozsa et al., 1991, Kannus, 2000, Lippert, 2000).

Die Sehnen gehören zum bradytrophen Gewebe. Sie sind relativ schwach vaskularisiert. Die Blutversorgung erfolgt im Wesentlichen vom Paratenon aus. Die Gefäße verlaufen dabei longitudinal durch die Sehne. Die juvenile Sehne ist auch über Gefäße versorgt, welche am Übergang zwischen Sehne und Knochen sowie Sehne und Muskel einsprießen. Die Durchblutung der Achillessehne beträgt beispielsweise 0,93 ml/100 g/min. Die Durchblutung der Wadenmuskulatur beim Menschen beträgt dagegen ca. 10 ml/100 g/min in Ruhe (Carlier et al., 2006).

Mit zunehmendem Alter, ungefähr ab dem 3. Lebensjahrzehnt, nimmt die arterielle Durchblutung der Sehne ab (Thermann et al., 2000). Ihre Physiologie ist darauf ausgelegt, Mangelzustände und Sauerstoffarmut gut zu kompensieren ohne sofort Schaden zu nehmen. Verletzungen oder andere Schäden werden daher aber auch weniger schnell repariert. Der Dauerzustand von verzögertem Stoffaustausch begünstigt die Akkumulation von etwaigen Fremdstoffen. Dadurch können auch Änderungen im Stoffwechselhaushalt nur langsam regeneriert werden. Dennoch ergibt sich durch das Vorhandensein von Sehnen für den Organismus nicht nur ein biomechanischer Vorteil. Dadurch, dass Überlängen der Muskulatur durch Sehnen vermieden werden, entsteht für den Gesamtorganismus eine Energieersparnis (Ahmed et al., 1998).

1.1.1 Sehnenzelle

Der Bau und die Anordnung der Sehnenzelle ändert sich mit dem Alter des Menschen. Findet man in jüngerem Alter noch vorwiegend spindelförmig angeordnete polymorphe Tendoblasten, ändert sich deren Struktur beim Erwachsenen zu langgestreckten Tendozyten mit verminderten Zell-Zell-Kontaktausbildungen gegenüber juvenilen Formen. Die Größe erwachsener Tendozyten schwankt zwischen 80-300 µm in der Länge. Der Querschnitt gestaltet sich sternförmig. Dieser Aufbau ist notwendig, um den Erhalt der Zell-Zell-Kontakte zu gewährleisten, sowie um die Reduktion der Anzahl der Zellen auszugleichen. Die Interaktion der Sehnenzellen untereinander wird durch sogenannte „gap junctions" gewährleistet. Gap junctions sind kanalbildende Proteinkomplexe, die Zytosole benachbarter Zellen direkt miteinander verbinden (Benjamin und Ralphs, 2000). Im Vergleich zu den Tendoblasten lässt sich für die Tendozyten sagen, dass sich Form, Anordnung und Größe ändern. Ebenso sinkt die Syntheseleistung, und es ändert sich das Spektrum der synthetisierten Stoffe (Jozsa et al., 1991).

1.1.2 Extrazelluläre Matrix

Die extrazelluläre Matrix ist ein Komplex aus verschiedenen Stoffen, die der Sehne Elastizität und ein hohes Maß an energieresorbierendem Potential geben. Ihr Hauptbestandteil ist das Collagen Typ I. Die kleinsten Einheiten bilden dabei Vorstufen des Collagens, das Tropocollagen. Dieses ist noch löslich und ungebunden und wird von Sehnenzellen in einem

Vitamin C und Eisen-abhängigen Prozess gebildet. Nach Sekretion in den Extrazellularraum bilden sich daraus Mikro- und daraus wiederum Collagenfibrillen. Durch parallele Anordnung entstehen primäre Faserbündel, die als Subfaszikel bezeichnet werden. Nach Akkumulation primärer Bündel entstehen sekundäre Faserbündel, welche sich wiederum zu einem tertiären Bündel zusammenschließen. Eine Vielzahl von Tertiärbündeln ergeben, in spiralförmiger Anordnung, die Grundstruktur einer Sehne. Eine Kompartimentbildung erfolgt durch Umschließung einzelner Faserbündel durch Bindegewebsscheiden, dem sogenannten Paratenon. Das Epitenon umgibt die Sehne als Ganzes und ermöglicht es der Sehne an umgebenden Strukturen einen möglichst geringen Reibungskoeffizienten zu entwickeln, sie lässt die Sehne gleiten. Eine in der Feinstruktur des Collagengeflechts erkennbare dreidimensionale Anordnung einzelner Fibrillen schützt die Sehne vor Überlastung durch Scher- und Rotationskräfte (Benjamin und Ralphs, 2000, Jozsa et al., 1991, Kannus and Jozsa, 1991).

Zu einem geringen Anteil von 1 bis 2 % finden sich in den Sehnen auch elastische Fasern, die wahrscheinlich die Fibrillenstruktur, nach erfolgter Dehnung, in ihren Ausgangszustand zurückführen (Kannus, 2000). Die Grundsubstanz der Sehne wird von einer Vielzahl weiterer Stoffe gebildet. Dazu gehören Proteoglykane, Glykosaminoglykane (Hyaluronsäure, Dermatansulfat) und Glykoproteine (z.B. Fibronectin). Proteoglykane und Glykosaminoglykane binden in erster Linie Wasser. Das Ergebnis ist ein hydrophiles Gel, welches die biomechanischen Eigenschaften der Sehne unterstützt. Glykoproteine besitzen eine Adhäsionsfunktion. Sie befinden sich größtenteils auf der Zelloberfläche der Sehnenzellen und halten Zell-Matrix-Verbindungen aufrecht, indem sie an Makromoleküle binden (Potts und Campbell, 1996). Weiterhin findet man anorganische Bestandteile, wie Calcium, Magnesium, Mangan, Cadmium, Kobalt, Kupfer, Zink, Fluor, Phosphor und Silizium. Zusammen bilden die anorganischen Bestandteile nur 0,2% der Trockenmasse einer Sehne (Kannus, 2000). Die für das Wachstum und das Remodelling der Sehne notwendige Kommunikation zwischen Sehnenzelle und extrazellulärer Matrix wird über Integrine übertragen (Ffrench-Constant und Colognato, 2004, Hynes, 1992, Ivaska und Heino, 2000, van der Flier und Sonnenberg, 2001).

1.1.3 Tendopathien

Tendopathien können durch endogene und exogene Faktoren hervorgerufen werden. Die Dauer des Einflusses spielt eine entscheidende Rolle, da sie das Ausmaß der Schädigung maßgeblich beeinflusst. Als endogener Faktor lässt sich beispielhaft das Impingement, eine

Sehnenschädigung durch sukzessive Einklemmung, aufführen, welches knöchern oder ligamentär bedingt sein kann. Einen nicht unwesentlichen Einfluss hat das Lebensalter der Sehne, da es sich wesentlich auf die Flexibilität der Sehne auswirkt. Erhöhte Reibungskoeffizienten und damit eine erhöhte Belastung der Sehne sind Folge einer altersbedingten Strukturveränderung der Sehnen. Die Abnahme des Durchmessers der Collagenfibrillen ist zum Beispiel eine solche alterstypische Erscheinung an der Sehne. Die Tendopathie wird in Stadien eingeteilt.

Tabelle 1: Stadieneinteilung der Tendopathie

Stadium	Durchschnittliches Alter der Patienten	Symptome und Reversibilität
I	<25 Jahre	Ödembildung, kleine Einblutung, vollständig reversibel
II (chronisches Stadium)	25 bis 40 Jahre	Degenerative Sehnenveränderungen, nicht immer reversibel
III	50 bis 60 Jahre	Partielle oder totale Rupturen, selten reversibel

Mikromorphologisch fassbare Symptome der Sehnenverletzung sind: fibrinoide Nekrosen, granulomatöse Wucherungen, Entzündungsreaktionen mit Einstrom von Fibroblasten und Riesenzellen. Ursächlich sind Überbeanspruchung, Durchblutungsstörungen und verschiedene exogene Faktoren, wie Medikamente (z.B. Kortison). Verschiedene Risikofaktoren können die Inzidenz erhöhen: hohes Alter, Impingement, Dauerbeanspruchung, Diabetes mellitus, Adipositas und Niereninsuffizienz (Wirth und Carls, 2000).

Eine besondere Bedeutung kommt auch hier der Achillessehne zu, da sie entsprechende Degenerationen ungefähr 1,5 Jahrzehnte vor anderen großen Sehnen des menschlichen Körpers entwickelt (Thermann et al., 2000). Auffällig ist des Weiteren, dass Untersuchungen an Achillessehnen bei frischen Rupturen ergaben, dass 45 % der Vorschäden an den Sehnen hypoxischer Genese waren. Als Kontrollgruppe wurden *post mortem* Sehnen untersucht.

Davon waren nur 69 % aller Sehnen ohne jede degenerative Veränderung. Die Untersuchungen wurden mit Hilfe von Elektronenmikroskopie, Lichtmikroskopie und einer histopathologischen Analyse durchgeführt (Kannus und Jozsa, 1991). Die gewählten Methoden erlauben allerdings nur einen retrospektiven Rückschluss auf eine Schädigung. Eine Screening-Diagnostik, die erlauben würde einen Schaden an der Sehne *in vivo* zu beurteilen, könnte dazu dienen, eine Beeinflussung der Sehne durch Chinolone beurteilen zu können. Eine Möglichkeit bietet da die hochauflösende Ultraschalldiagnostik, mit der Veränderungen an Sehnen, besonders der oberflächlichen, gut zu beurteilen sind. Gerade in Kombination mit der Feinnadelbiopsie, ergeben sich so Möglichkeiten zur *in vivo* Diagnostik (Ho et al., 2003).

1.1.4 Chinolon-induzierte Tendopathien

Chinolon-induzierte Schäden am juvenilen Gelenkknorpel, sind seit langem bekannt (Ingham, 1977; Stahlmann et al., 1990). Ebenso bekannt ist, dass Chinolone auch Sehnen nachhaltig schädigen können. Es ist zu vermuten, dass aufgrund der Ähnlichkeit dieser Gewebe hinsichtlich des entwicklungsgeschichtlichen Ursprungs und der ähnlichen bradytrophen Stoffwechsellage auch die Pathogenese für diese Art der unerwünschten Wirkung der Chinolone analog verläuft. Kenntnisse über den genauen Pathomechanismus gibt es bisher nicht (Stahlmann, 2003; Sendzik, 2009).

Erste Fallberichte über Chinolon-induzierte Tendopathien wurden schon in den frühen 1980er Jahren publiziert (Bailey et al., 1983). Zu Beginn der 1990er Jahre häuften sich die Fallberichte (Ribard et al., 1992, Lee und Collins, 1992). Fallberichte gibt es für Ciprofloxacin, Pefloxacin, Ofloxacin, Levofloxacin und andere. Damit lässt sich sagen, dass diese Wirkung offenbar die gesamte Stoffgruppe der Chinolone betrifft. Es scheint aber, dass Chinolone mit guter Bioverfügbarkeit, wie Pefloxacin, Ofloxacin und Levofloxacin, häufiger eine Tendopathie auslösen als solche, mit denen sich nur relativ niedrige Konzentrationen erreichen lassen (Carbon, 2001, Harrell, 1999). Auch mit neueren Vertretern dieser Arzneimittelgruppe findet man immer wieder aktuelle Fallberichte, die eine Sehnenschädigung beschreiben.

Daten zur Inzidenz dieser unerwünschten Arzneimittelwirkung variieren und sind häufig widersprüchlich. In einer neueren Studie der Chinolon-induzierten Tendopathien nach Chinolongabe an 242 herztransplantierten Patienten zeigte sich, dass in 14 Fällen eine Tendopathie an der Achillessehne auftrat. Darunter waren 3 Fälle einer Ruptur sowie 8 Fälle, in denen die Tendopathie bilateral auftrat. Dies entspricht einer Inzidenz von 5,8%, wobei man berücksichtigen muss, dass es sich hierbei um multimorbide Patienten handelte, bei denen häufig weitere Risikofaktoren bestehen. Am häufigsten traten Tendopathien hier unter Levofloxacin auf, gefolgt von Ciprofloxacin und Norfloxacin (Barge-Caballero et al., 2008). Zahlen für eine genaue Inzidenz für Chinolon-induzierte Effekte am Bindegewebe sind nicht verfügbar. Das könnte daran liegen, dass eine Tendopathie selten diagnostisch exakt mit der Gabe eines Chinolons in Verbindung gebracht werden kann. Außerdem kann der zeitliche Rahmen des Auftretens spezifischer Symptome schwanken. Die in einem Review, in dem 98 Fälle von Tendopathien untersucht wurden, angegebenen Zeiträume liegen zwischen wenigen Stunden nach Erstgabe und 180 Tage nach Einnahme eines Chinolons (Khaliq und Zhanel, 2003). Ist der diagnostische Rückschluss von aufgetretener Tendopathie und Chinolongabe nach wenigen Stunden noch nachvollziehbar, wenn auch sehr ungewöhnlich, so ist der kausale Zusammenhang nach 180 Tagen meist nicht eindeutig. Der Großteil der Fallberichte beschreibt Patienten mit Rupturen von Sehnen. Eine Sehnenruptur stellt zwar den Maximalfall einer Tendopathie dar, ist aber zur Abschätzung eines allgemeinen Risikos für Tendopathien eher ungeeignet.

In einer großen Übersichtsarbeit, in der insgesamt 46776 Chinolon-behandelte Patienten untersucht wurden, sind 704 Fälle von Tendinitiden der Achillessehne sowie 38 Rupturen der Achillessehne aufgetreten. Das relative Risiko eine Chinolon-induzierte Tendopathie zu entwickeln, betrug in dieser Studie 1,9 für Patienten, die jünger als 60 Jahre waren. Bei Patienten über 60 Jahren bestand ein relatives Risiko von 3,2. Bei Auftreten weiterer Risikofaktoren steigt das relative Risiko bereits auf 6,2 (van der Linden et al., 2002). Van der Linden und Kollegen beschränkten sich aber nur auf die Effekte, die an der Achillessehne auftraten. Da bekannt ist, dass auch andere Sehnen des menschlichen Körpers betroffen sein können (Braun et al., 2004), sind auch die in dieser Arbeit angegebenen Inzidenzen nicht allgemein gültig.

Aus den bisher vorhandenen Studien und Fallberichten geht hervor, dass bestimmte Risikofaktoren Chinolon-induzierte Tendopathien begünstigen können (Kempka, 1996, van der Linden et al., 2002, van der Linden et al., 2003). Hierzu zählen insbesondere Alter, Nierenerkrankungen und langzeitige oder lokale Kortikoidbehandlung. Die Altersabhängigkeit für das Auftreten dieses Effektes stellt die Indikation einer Chinolonanwendung, insbesondere bei Vorliegen einer simultanen Kortikoidtherapie, bei älteren Patienten in Frage (Ball et al., 1999, Stahlmann und Lode, 2003). Bei bestehenden Nierenerkrankungen oder bei Hämodialysepatienten mit dadurch resultierender mangelnder

Elimination des Wirkstoffes erhöht sich das Risiko einer Tendopathie nach Chinolontherapie (Bailey et al., 1983).

Kortikoide können potenziell ebenfalls eine Tendopathie auslösen (McQuillan und Gregan, 2005). Das Risiko steigt, je länger eine solche Therapie erfolgt. Bei intratendinösen Injektionen von Kortikoiden kann es ebenfalls zu tendopathischen Symptomen kommen (Shrier et al., 1996).

In verschiedenen Arbeiten konnte weiterhin gezeigt werden, dass ein Teil der Schädigung primär an den Sehnenzellen erfolgt. Dies konnte in diversen *in vitro* und tierexperimentellen Arbeiten gezeigt werden. Untersuchungen an Hundesehnenzellen, welche mit Ciprofloxacin in den Konzentrationen 5 µg/ml, 10 µg/ml und 50 µg/ml, durchgeführt wurden, zeigten eine konzentrationsabhängige Abnahme der Zellviabilität sowie eine Reduktion der Syntheseleistung der Sehnenzellen. Es konnte weiterhin gezeigt werden, dass die Aktivität von Matrix-degenerierenden Enzymen (Stromelysin, Proteoglykanase) konzentrationsabhängig zunahm (Williams et al., 2000).

Veränderungen an der Sehnenzelle selbst wurden z.b. in elektronenmikroskopischen Untersuchungen gezeigt. Juvenile Ratten, welche Ofloxacin in den Dosen 1200 mg/kg erhalten haben, zeigten nach drei Tagen degenerative Veränderungen an den Sehnenzellen. Es traten Veränderungen, wie zytoplasmatische Vakuolen und dilatierte Zellorganellen, auf. Es bestand für diese Veränderungen eine Alters- und Dosisabhängigkeit. Adulte Ratten entwickelten degenerative Zeichen erst nach 10maliger Gabe von Ofloxacin. Derselbe Effekt konnte noch 3 Monate nach Gabe von Ofloxacin nachgewiesen werden. Zusätzlich erhielt ein Teil der Ratten, simultan zur Ofloxacingabe, eine magnesiumarme Diät, was den Effekt an der Sehnenzelle noch verstärkte (Shakibaei et al., 2000).

Es gibt mehrere Hinweise auf einen Zusammenhang zwischen der Eigenschaft der Chinolone Chelatbildner zu sein und einer daraus resultierenden Beeinflussung der Sehnenzelle. Da verschiedene bivalente Ionen zur Aufrechterhaltung der Zellfunktion benötigt werden, bewirkt ein Magnesiummangel einen Funktionsverlust der Sehnenzelle. Der Umstand, dass Sehnen nur schwach vaskularisiert sind und damit Elektrolytschwankungen nur langsam ausgleichen können, verstärkt diesen Effekt noch.

Juvenile Hunde, welche Ciprofloxacin in Dosen 30 mg/kg und 200 mg/kg über 5 Tage erhielten, wurden mit einer zweiten Versuchsgruppe verglichen. Die zweite Gruppe erhielt eine magnesiumarme Diät. In Immunoblot-Untersuchungen der Achillessehnen konnte gezeigt werden, dass sowohl Collagen Typ I als Ausdruck einer Syntheseverringerung konzentrationsabhängig abnahm und eine Reduktion der Konzentrationen von Elastin-, Fibronectin- und β1-Integrin nachzuweisen war. Ein magnesiumarmes Futter verursachte ähnliche Effekte wie eine Chinolongabe. Somit konnte gezeigt werden, dass die Chinolonwirkung und die Magnesiumreduktion sich in ihrer Wirkung an der Sehne ähneln (Shakibaei et al., 2001, Stahlmann, 2003).

Fibronectin ist ein entscheidender Bestandteil, der die Zell-Matrix-Integrität gewährleistet. Es wird, in der Sehne, extrazellulär eingelagert und besitzt eine Art Brückenfunktion zwischen den einzelnen Collagenfibrillen. β1-Integrin ist ein transmembranäres Rezeptorprotein und induziert u.a. Signalübertragungswege wie den MAP-Kinase-Sinaltransduktionsweg. An Chondrozyten und Tendozyten führte eine Beeinflussung dieses Signalübertragungsweges zum programmierten Zelltod. Der daraus resultierende Gewebeuntergang korreliert mit dem klinischen Bild einer Tendopathie und ist somit als ein Teil des Pathomechanismus Chinolon-induzierter Sehnenschädigung zu sehen (Sendzik et al., 2005, Shakibaei et al., 2001, Shakibaei und Stahlmann, 2001). Ob eine Störung des MAP-Kinase-Signaltransduktionswegs allerdings als der entscheidende Schritt in der Pathogenese angesehen werden kann, ist dennoch unklar.

Die Matrixmetalloproteinasen (MMPs), als System sich gegenseitig aktivierender und inhibierender Enzyme, deren Aufgabe es ist, die Sehne durch gezielten Abbau von extrazellulärer Matrix optimal an ihre Funktion der Kraftübertragung zwischen Muskel und Knochen anzupassen, wurden *in vitro* unter Chinoloneinfluss untersucht. Schon zwei Tage nach Inkubation von humanen Sehnenzellen mit Ciprofloxacin in der Konzentration 10 mg/l konnte ein Anstieg der MMP`s 1 und 13 beobachtet werden (Sendzik et al., 2005). MMP 1 und MMP 13 sind Collagenasen und führen zur Destruktion der extrazellulären Matrix. Eine mögliche Induktion von Matrixmetalloproteinasen durch Chinolone und der daraus folgenden Gewebeschädigung scheint ein weiterer Weg im Pathomechanismus der Chinolon-induzierten Sehnenschädigung zu sein.

Eine Gruppe französischer Wissenschaftler untersuchte die Effekte von Pefloxacin (400 mg/kg) auf die Sehnen von Ratten. Gemessen wurde die Proteoglykansynthese mittels Radiosulfat-Inkorporation *in* und *ex vivo*. Zusätzlich wurden Oxidationsprodukte mittels Immunoblotting nachgewiesen. Pefloxacin induzierte an der extrazellulären Matrix oxidative Schäden. Die Ergebnisse entsprachen dem des gleichzeitig durchgeführten Ischämie-Modells, mit der für die Ischämie typischen Radikalbildung im Gewebe. Interessanterweise konnte der

Effekt von Pefloxacin durch gleichzeitige Gabe von N-Acetyl-Cystein (150 mg/kg), als Antioxidanz, inhibiert werden. Somit konnte gezeigt werden, dass auch Oxidationsprozesse an der extrazellulären Matrix einen weiteren Einfluss im Pathomechanismus der Chinolon-induzierten Tendopathie besitzen. Die Radikale schädigen nicht nur das Collagen, sie scheinen zusätzlich auch Matrixmetalloproteinasen aktivieren zu können (Simonin et al., 2000).

Kashida und Kato untersuchten 1997 in einer weiteren tierexperimentellen Studie den Einfluss antiinflammatorischer Substanzen bei simultaner Chinolongabe. Dabei wurde der Effekt von 10 Fluorchinolonen und neun antiinflammatorischen Substanzen auf Achillessehnen von Ratten untersucht. Es zeigte sich, dass die gleichzeitige Gabe von Dexamethason die Pefloxacin-induzierten Veränderungen aufhob. Dies steht im Gegensatz zu den bisher aus klinischen Daten abgeleiteten Risikofaktoren für eine Tendopathie. Die Ursache für diesen gegensätzlichen Effekt liegt wahrscheinlich in der relativ kurz gewählten Wirkdauer von 24 Stunden. Kashida und Mitarbeiter vermuten eine Beteiligung von 5-Lipoxygenase und Stickstoffmonoxid am Pathomechanismus der Tendopathien nach Chinolongabe (Kashida und Kato, 1997a).

1.2 Chinolone/Fluorchinolone

1.2.1 Entwicklungsgeschichte der Chinolone und ihre Einteilung

Im Jahr 1962 wurde erstmals Nalidixinsäure als erster Vertreter einer neuen Gruppe antibakteriell wirksamer Chemotherapeutika beschrieben, die als Chinolone bezeichnet wurden (Lesher et al., 1962). Innerhalb eines Jahrzehnts wurden weitere Chinolone entwickelt, die insbesondere eine verbesserte Aktivität im gramnegativen Bereich besaßen. Der eigentliche Durchbruch dieser Substanzklasse erfolgte aber erst mit der Entdeckung der sogenannten Fluorchinolone und der Entwicklung von Norfloxacin abermals 10 Jahre später. Jetzt erst waren antibakteriell wirksame Substanzen mit hoher antibakterieller Aktivität entstanden. Die anfangs unfluorierten Chinolone wurden durch die Fluorierung an Position 6 so verändert, dass sie ein weitaus größeres Spektrum sowie eine verbesserte Pharmakokinetik besaßen. Wirkung auch gegen atypische Keime sowie schnellere Resorption und eine bessere Gewebepenetration waren die Folge. Das Anwendungsgebiet verbreitete sich auf Infektionen des Skelettsystems, der Atemorgane und der Weichteile. Erregerlücken und zunehmende Resistenzen steigerten die Anstrengungen nach Entwicklung neuer Fluorchinolone. Neuartige cyclische Amine an Position 7 führten zu „Pneumokokken-wirksamen" Chinolonen, wie Moxifloxacin. Diese höhere Aktivität gegen Streptococcus pneumoniae erklärt den Einsatz dieser Chinolone vorwiegend im Bereich der Atemwegsinfektionen (Ball, 2000a, Petersen, 2001).

Das in den frühen neunziger Jahren entwickelte Temafloxacin hatte zwar eine verbesserte Wirkung gegenüber Pneumokokken, verursachte aber in seltenen Fällen ein „hämolytisch-urämisches–Syndrom" (Gausser-Syndrom; HUS), was zu seiner Marktrücknahme führte. Nahezu zeitgleich erfolgte auch die Marktrücknahme weiterer Fluorchinolone (z.B. Sparfloxacin, Trovafloxacin und Grepafloxacin). Fluorchinolon-typische Nebenwirkungen, wie QT- Verlängerung und Phototoxizität, Leberschädigung und Hypoglykämie waren selten, aber ernsthaft in ihrer Ausprägung. Erst Moxifloxacin und Gatifloxacin zeigten nur ein geringes Risiko für spezifische unerwünschte Wirkungen (Ball, 2000b). Die in Tabelle 2 wiedergegebene Klassifikation der Fluorchinolone wurde von der Paul-Ehrlich Gesellschaft erarbeitet und von Naber und Adam 1998 publiziert (Naber und Adam, 1998).

Tabelle 2: Einteilung der Fluorchinolone, (modifiziert nach Naber und Adam 1998)

Gruppe	Beschreibung	Hauptvertreter
I	Orale Fluorchinolone, die nur zur Therapie von HWI zugelassen sind (in Deutschland)	Norfloxacin
II	Chinolone mit breitem Spektrum zur systemischen Anwendung	Ofloxacin Ciprofloxacin
III	Verbesserte Aktivität gegenüber grampositiven und atypischen Erregern	Levofloxacin
IV	Verbesserte Aktivität gegenüber grampositiven und atypischen, wie auch anaeroben Erregern	Moxifloxacin

1.2.2 Wirkmechanismus

Die bakterizide Wirkung der Chinolone beruht auf der Eigenschaft essentielle Enzyme der Bakterien zu hemmen. Es handelt sich hierbei um einen Einfluss auf die Topoisomerase II (DNA-Gyrase) sowie auf die Topoisomerase IV. Diese Wirkung erklärt auch den alten Namen dieser Substanzklasse: „Gyrasehemmer" (Petersen, 2001). Die bakterielle DNA wäre ohne die Wirkung dieser Enzyme ca. 1000fach länger als das Bakterium selbst. Sie muss daher in eine kompakte Form überführt werden. Die Topoisomerasen übernehmen diese Aufgabe, indem sie die DNA verdrillen. Sie kontrollieren und hemmen sich dabei gegenseitig, um eine überschießende Verdrillung zu vermeiden. Man kann sie grundsätzlich in zwei Klassen unterteilen. Typ I Topoisomerasen sind imstande nur eine einsträngige DNA zu teilen, Typ II spaltet auch doppelsträngige DNA (Wigley, 1995). Die grundlegende Funktion der DNA-Gyrase besteht darin, für Prozesse wie Replikation, Transkription und Rekombination DNA Fragmente zu „entdrillen". Die Topoisomerase II arbeitet dabei synergistisch mit der Topoisomerase I zusammen. Die Arbeit der Gyrase ist ATP-abhängig und erfolgt durch gezielte DNA Doppelstrangspaltung, die nach Verdrillung des Segmentes wieder verknüpft werden. Der genaue Angriffsort der Chinolone ist nicht exakt bekannt, doch weiß man durch *in-vitro*-Untersuchungen, dass sie schlecht an singuläre DNA und Gyrase binden. Erst der Komplex aus den beiden Komponenten, Typ II Topoisomerase und DNA, wird hochspezifisch gebunden (Heisig und Wiedemann, 2001).

Für die Bindung von Chinolonen an freie DNA und für die Bildung eines Tertiärkomplexes aus Chinolon, Typ II Topoisomerase und DNA sind Magnesiumionen erforderlich (Palu et al., 1992). Der Gesamtkomplex wird ebenfalls durch Magnesiumionen stabilisiert und ist für drei Stunden stabil. Ein ursprüngliches Modell ging davon aus, dass über Wasserstoffbrücken die 4-Oxo-Gruppe des Chinolons mit der Gyrase koppelt (Shen et al., 1989). Heute geht man eher von einer direkten Wechselwirkung mit der DNA-gebundenen Gyrase aus. Der eigentliche Effekt beruht auf einer Hemmung der Gyrasetätigkeit. Durch die Komplexbildung mit dem Chinolon wird nach einem Zwischenschritt die Gyrase kovalent an die DNA gebunden. Infolge der Störung versuchen Stressproteine eine Notreparatur. Die Bildung der Stressproteine wird ebenfalls von Chinolonen induziert. Ihr übermäßiges Wirken führt zum Zusammenbruch der Membranintegrität und damit zum Absterben der Zelle (Heisig und Wiedemann, 2001). Der Sachverhalt, dass Zugabe von Chloramphenicol, einem Inhibitor der Proteinsynthese, die Bildung der Hitzeschock-Proteine verhindert und damit auch das Absterben der Zelle durch Chinolonwirkung nicht erfolgt, stützt diese Annahme (Chen et al., 1996).

1.2.3 Struktur- Wirkungsbeziehung

Neben der Fähigkeit Chelate mit zweiwertigen Metallionen zu bilden, ist die Affinität der Chinolone zu Metallen scheinbar Bedingung für ihre antibakterielle Wirkung. Wie bereits beschrieben, erfolgt die Bindung der Chinolone an den DNA-Gyrasekomplex mit Hilfe von Magnesiumionen. Wechselwirkungen und die Wirkung selbst sind durch die Substituenten an den verschiedenen Positionen bedingt (Stahlmann und Lode, 1999). Eine Senkung der

Toxizität wurde mit neueren nichtfluorierten Chinolonen erzielt. Ein Wirkverlust ist dabei nicht zu verzeichnen gewesen (Takahata et al., 1999). Besonders gegenüber Chinolon-resistenten Erregern ist die Wirkung bis zu 64fach erhöht. Weitere nichtfluorierte Chinolone zeigen ähnliche Eigenschaften auf. In Anbetracht der steigenden Resistenzen gegenüber Fluorchinolonen scheint hier ein Vorteil zu liegen. Die geringere Wirkung gegenüber den Pseudomonaden ist aber den nichtfluorierten Chinolonen gemein (Barry et al., 2001, Rolston et al., 2002). Neuerliche Entwicklungen von Chinolonen beschränken sich weitgehend auf C-7 substituierte Verbindungen. Das Einfügen cyclischer Aminosubstituenten an der Position 7 erzeugte Chinolone mit nochmals verbesserter Wirksamkeit gegenüber grampositiven Erregern, wie zum Beispiel Moxifloxacin.

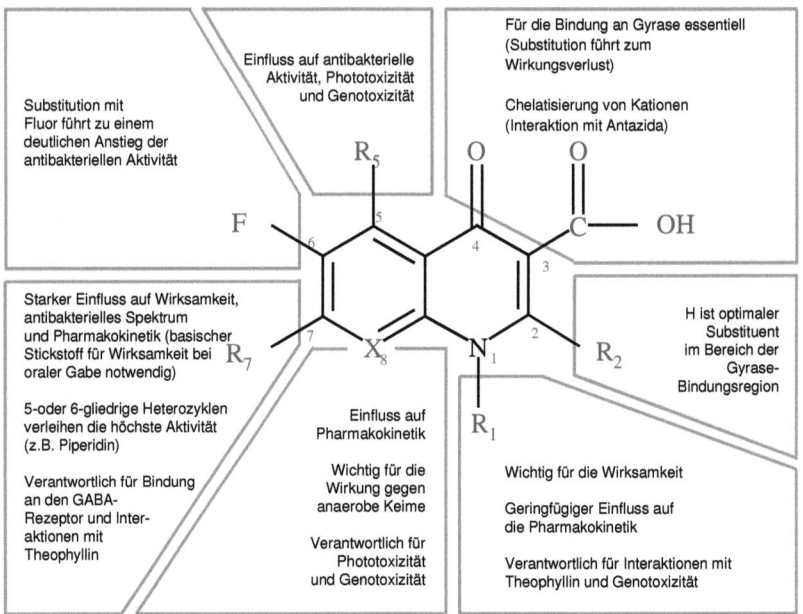

Abbildung 1: Struktur-Wirkungsbeziehungen der Chinolone (mod. nach Domagala 1994).

Andere Entwicklungen wichen von der Grundstruktur bezüglich der C-7 Substitution ab und erlangten so bessere spezifische Aktivität gegenüber aktuell resistenten Keimlinien. An Position 1 mit einem Cyclopropylrest versehene Chinolone, wie Garenoxacin, zeigen eine deutlich verbesserte Aktivität gegenüber grampositiven Keimen. Die höchste *in vitro* Potenz gegen gramnegative Keime konnte mit einem Präparat, welches an einer C-7 Seitenkette mit einem Propylrest versehen wurde, erzielt werden. Die Potenz gegenüber grampositiven Keimen blieb ebenfalls erhalten (Zhang et al., 2007).

1.2.4 Wechselwirkungen

Die Fähigkeit der Chinolone Chelate mit bivalenten Ionen zu bilden, führt zu Resorptionsstörungen bei simultaner Einnahme von Antazida, wenn diese Magnesium- und Aluminiumverbindungen enthalten. Die Bioverfügbarkeit kann somit bis auf 10% gesenkt werden. Dieselbe Problematik ist für die gleichzeitige orale Einnahme mit Eisenpräparaten oder Multivitamin-Zink Komplexen beschrieben. Diese Aufnahmestörung führt zwangsläufig zu einer unzureichenden Konzentration der Chinolone und damit zu einem Versagen der Therapie (Marchbanks, 1993).

Für viele Medikamente ist eine suffiziente Elimination des Wirkstoffes eng an das korrekte Funktionieren der Cytochrom P-450 abhängigen Monooxygenasen gekoppelt. Einige Chinolone hemmen den Metabolismus anderer Arzneistoffe, die durch das Cytochrom P 450 1A2 abgebaut werden. Dieser Effekt kommt besonders mit gleichzeitiger Gabe von Theophyllin, einem Methylxanthin, zum Tragen. Auf Grund der geringen therapeutischen Breite des Theophyllins lässt eine Akkumulation durch verringerte Elimination Nebenwirkungen des Theophyllins stärker hervortreten. Diese Wechselwirkung ist besonders mit Pefloxacin, Norfloxacin, Ciprofloxacin und Enoxacin bekannt. Levofloxacin und Moxifloxacin besitzen, hinsichtlich dieser Wechselwirkung, kein nennenswertes Potential (Kinzig-Schippers et al., 1999) Ein Konzentrationsanstieg, bei gleichzeitiger Gabe von einigen Chinolonen, ist auch für das Cumarinderivat Warfarin und auch für Koffein bekannt.

Ein synergistischer unerwünschter Effekt der Chinolone zusammen mit nicht-steroidalen Antirheumatika tritt durch Inhibition von GABA-Rezeptoren auf und führt damit zu einer zentralen Stimulation. Dies führt zum Auftreten neuro-exzitatorischer Phänomene und, seltener, zu erhöhter Krampfanfälligkeit. Der Effekt wurde *in vivo* an Ratten untersucht, indem gleichzeitig Chinolon und antiinflammatorische Medikamente intrathekal appliziert wurden. Der Effekt war am stärksten mit Norfloxacin und Enoxacin ausgeprägt. Für Levofloxacin konnte eine erhöhte Krampfbereitschaft nur in Kombination mit Flurbiprofen, Ketoprofen und schwach auch mit Indomethacin gezeigt werden (Hori et al., 2003).

1.2.5 Nebenwirkungen und Kontraindikationen

Chinolone sind gut verträglich bei oraler, lokaler oder intravenöser Anwendung. Unerwünschte Wirkungen sind selten, können aber zu einem geringen Prozentsatz auch schwerwiegend sein. Die häufigsten Nebenwirkungen sind gastrointestinale Beschwerden. Allergien treten sehr selten auf (Rubinstein, 2001).

An Position 8 halogenierte Chinolone zeigen häufiger eine Photoxizität als Nebenwirkung. Die Fähigkeit der Chinolone Licht zu absorbieren, führt zu Gewebsschäden durch Radikalwirkung an den Lipidwänden der Zellen. Diese Nebenwirkung führte zur Rücknahme der Medikamente Flerozacin, Clinafloxacin und Sparfloxacin. Ebenfalls ist bekannt, dass es unter Therapie mit Chinolonen zu Arrhythmien und QT-Verlängerung bis hin zum „Torsades de Pointes" Syndrom kommen kann. Für den Fall des Auftretens dieses Phänomens gilt die sogenannte „multiple hit hypothesis", die besagt, dass Patienten gefährdet sind, die kardiale Vorschäden besitzen oder andere Medikationen erhalten, die ebenfalls eine QT-Verlängerung verursachen können (Owens und Ambrose, 2002). Dieser Effekt ist mit fast allen Chinolonen beschrieben, gleichwohl mit Levofloxacin und Moxifloxacin. Für Levofloxacin betrug die Rate des Auftretens 5,4/1 Million. Da das Auftreten dieser unerwünschten Wirkung sehr schwerwiegend ist, wurde eine Anwendungsbeschränkung für die Therapie mit Levofloxacin, Moxifloxacin und anderen Chinolonen bei Patienten mit bestehender QT- Verlängerung ausgesprochen (Frothingham, 2001).

Zentralnervöse Effekte wie Kopfschmerz, Schlaflosigkeit und Schwindelanfälle sind ebenfalls typische unerwünschte Wirkungen der Chinolone. Auch Halluzinationen und Depressionen wurden nach der Gabe von Chinolonen, wenn auch sehr selten (<0,5 %), beobachtet (Stahlmann und Lode, 1999). Das neurotoxische Potential der Chinolone bedingt eine Kontraindikation der Therapie mit Chinolonen bei Epileptikern und bei Patienten, welche eine zerebrale Vorschädigung besitzen.

Weitere speziellere Nebenwirkungen lassen sich zumeist einem bestimmten Chinolon zuordnen und führten im Weiteren zu deren Rücknahme vom Markt. Zum Temafloxacin-Syndrom gehört zum Beispiel eine immunvermittelte Hämolyse mit renaler und hepatischer Dysfunktion (Maguire et al., 1994).

Eine ungewöhnliche und in ihrer Pathogenese weiterhin unklare Nebenwirkung der Chinolone ist ein destruktiver Effekt auf das Bindegewebe, genauer auf Knorpel und Sehnen. Diese unerwünschte Wirkung ist eher selten, aber es lassen sich keine genauen Daten für die Inzidenz eines solchen Effektes finden. Es ist bekannt, dass der juvenile Organismus eher von dieser Wirkung betroffen ist, was in Studien an Tieren nachgewiesen werden konnte (Shakibaei et al., 2001, Stahlmann et al., 1990, Stahlmann, 2003). Der Effekt am Knorpel schließt irreversible Schädigungen der Epiphysenfuge mit ein. Da ein Auftreten dieser

Nebenwirkung beim Menschen nicht ausgeschlossen werden kann, besteht hierfür eine Anwendungsbeschränkung (Stahlmann und Lode, 1999). Kontraindikationen für eine Therapie mit Chinolonen bestehen, aufgrund ihrer Chondrotoxizität, für Kinder, Heranwachsende, Schwangere und stillende Mütter. Gerade bei der Therapie mit Chinolonen im Kindesalter besteht dennoch häufig ein Anwendungsbedarf, bei dem Risiken gegen den Nutzen abgewogen werden müssen. Dieser „off label use" Bedarf besteht zum Beispiel dann, wenn Pseudomonas aeruginosa Infektionen zu therapieren waren und keine anderen Alternativen Wirkung zeigten. Anwendung finden Chinolone auch bei Kindern mit Cystischer Fibrose. Die Therapie ist, in der Regel, effektiv und wird gut toleriert. Auch andere bekannte Nebenwirkungen sind bei Kindern nicht öfter als bei Erwachsenen zu beobachten (Schaad, 2005).

Bestehende Nierenerkrankungen sind insbesondere bei älteren Patienten (>60 Jahre) ein Prädispositionsfaktor für eine Sehnenschädigung bei gleichzeitiger Chinolontherapie (Barge-Caballero et al., 2008). Bei renaler Insuffizienz sollte die Dosis individuell angepasst werden, um eine Akkumulation zu verhindern. Auch hierfür bestehen Unterschiede zwischen den einzelnen Chinolonen. So konnte gezeigt werden, dass ein dialysepflichtiges, akutes Nierenversagen einen sehr unterschiedlichen Einfluss auf die Pharmakokinetik beider Chinolone erzeugt. Untersucht wurden Moxifloxacin und Levofloxacin in den Dosierungen von je 400 mg und 500 mg alle 8 Stunden. Eine Verlangsamung der Clearance konnte nur bei Levofloxacin nachgewiesen werden. Die Pharmakokinetik von Moxifloxacin blieb unbeeinflusst, weil Moxifloxacin, im Gegensatz zu Levofloxacin, kaum unverändert renal eliminiert wird (Czock et al., 2006). Eine genaue Beachtung der Risikofaktoren für eventuelle Nebenwirkungen der Chinolone bei älteren Patienten ist notwendig, weil Kortisondauertherapien, Nierenschäden und bestehende Herzerkrankungen im Alter gehäuft auftreten (Stahlmann und Lode, 2003).

1.2.6 Levofloxacin

Levofloxacin ist das optische L-Enantiomer des Racemates Ofloxacin (Naber und Adam, 1998). Das Chinolon wurde Ende der 90er Jahre zugelassen und ist sowohl zur oralen als auch zur intravenösen Gabe verfügbar. Es ist gut wirksam gegen grampositive und gramnegative Erreger. Das Anwendungsspektrum umfasst Infektionen der oberen und unteren Atemwege, des Urogenitaltraktes und Haut- und Weichgewebsinfektionen. Das Nebenwirkungsspektrum entspricht dem anderer Chinolone.

Die orale Gabe von 200 mg führt bei gesunden Probanden zu Plasmaspiegeln von bis zu 2 mg/l innerhalb 0,8 bis 2,4 Stunden. Diese Spiegel sind nicht abhängig von gleichzeitiger Nahrungsaufnahme. Die Bioverfügbarkeit nach oraler Gabe ist vollständig. Das Verteilungsvolumen nach 200 mg beträgt 1,26 l/kg. Die Konzentrationen im Gewebe sind höher als im Plasma. In einer Studie wurden nach präoperativer intravenöser Gabe von 500 mg Levofloxacin die Konzentrationen des Medikaments in verschiedenen Geweben 1,5 Stunden nach Applikation intraoperativ mittels „high performance liquid chromotography" (HPLC) gemessen. Betrug der Serumspiegel in diesen Messungen durchschnittlich 8,6 µg/ml waren im Gewebe höhere Konzentrationen ermittelt worden. Am höchsten war die Konzentration in der Haut (19,9 µg/g), gefolgt von Wund- und Granulationsgewebe (17,3 µg/g). Die Spiegel in Fett- und Muskelgewebe waren geringer als die im Serum (von Baum et al., 2001). Nach 24 Stunden wird oral appliziertes Levofloxacin zu 80-85 % unverändert renal ausgeschieden. Damit sinkt die renale Elimination bei reduzierter renaler Clearance und Dosisreduktionen müssen vorgenommen werden. Die Plasmahalbwertszeit beträgt 4 bis 7 Stunden.

Levofloxacin wird bei unkomplizierter Sinusitis über 10 – 14 Tage täglich oral appliziert. Die Dosis beträgt dabei 500 mg. Bei unkomplizierter Zystitis der Frau erfolgt die Gabe von 250mg über drei Tage (Sanofi-Aventis, 2007). Gegenüber Ofloxacin konnte damit eine Dosisreduktion um die Hälfte erreicht werden. Für Infektionen ist gegenüber Ofloxacin eine kürzere Therapiedauer ausreichend (3 bis 5 Tage). In Vergleichsstudien wurde eine Effizienz von 74 bis 92 % bei HNO-Infektionen erzielt. Bei gynäkologischen Infektionen betrug die Effizienz bis zu 93%. Die Eradikationsraten betrugen in beiden Untersuchungen für Chlamydia trachomatis, Haemophilus influenzae, Streptokokken und Escherichia coli jeweils mehr als 90 %. Gegenüber Pseudomonas aeruginosa betrug die Eradikationsrate nur noch 66 % (Davis und Bryson, 1994, Wimer et al., 1998).

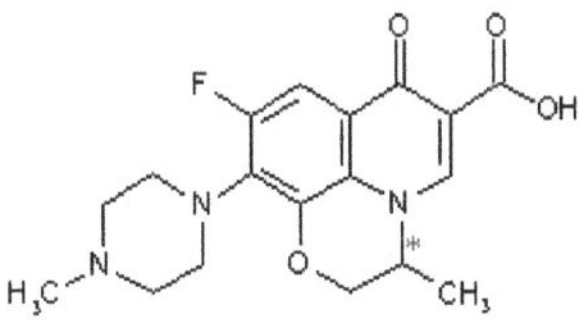

Abbildung 2: Strukturformel von Levofloxacin

1.2.7 Moxifloxacin

Moxifloxacin ist das neueste Chinolon, das zur Therapie bakterieller Infektionen in Deutschland zugelassen ist. Das Wirkspektrum wurde im grampositiven Bereich verbessert, gegenüber Pneumokokken zeigt es *in vitro* eine deutlich höhere Aktivität als andere zur Zeit verfügbare Chinolone. Gegenüber den meisten klinisch relevanten gramnegativen Erregern und auch Anaerobiern besteht ebenfalls eine hohe Aktivität. Die Aktivität gegen Pseudomonas aeruginosa ist im Vergleich zu Ciprofloxacin allerdings geringer.

Bei oraler Gabe von 400 mg wurden Spitzenplasmakonzentrationen von ca. 2,5-3,1 mg/l, nach ca. 1,5 Stunden, erreicht. Die Eliminationshalbwertszeit beträgt etwa 9 bis 16 Stunden. Die intravenöse Gabe von Moxifloxacin erhöht den Plasmaspiegel auf 4,1 mg/l und ist damit 26% höher als nach oraler Gabe des Medikaments (Stass et al., 1998). Moxifloxacin wird hauptsächlich renal und fäkal, nach vorheriger Glucoronidierung, ausgeschieden (Balfour und Wiseman, 1999).

Ein großer Vorteil ist die Möglichkeit, Moxifloxacin in einmal täglicher Gabe zu applizieren, was die Compliance deutlich fördert. In klinischen Studien an Patienten mit ambulant erworbener Pneumonie, akuten Exazerbationen einer chronischen Bronchitis oder akuter Sinusitis konnte eine Heilung in über 90% aller Fälle, bei einmal täglicher Gabe von 400 mg über 5 – 10 Tage, erzielt werden (Balfour und Wiseman, 1999). Das Nebenwirkungsspektrum ist dem anderer Chinolone ähnlich, wobei gastrointestinale Störungen an erster Stelle stehen. Zentralnervöse Effekte treten unter Moxifloxacin relativ selten auf (Bayer-Vital, 2008).

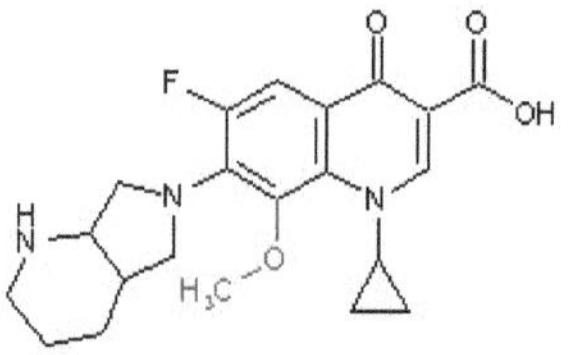

Abbildung 3: Strukturformel von Moxifloxacin

1.3 N-Acetylcystein

N-Acetylcystein (NAC) wird seit langem bei Sekretbildungs- und Transportstörungen während akuter oder chronischer Erkrankungen der oberen und unteren Atemwege zur mukolytischen Therapie in täglichen Dosen von 3x 200 mg oder 1x 600 mg angewandt. Die Anwendungsdauer sollte nicht länger als 4 –5 Tage betragen (Heumann-Pharma, 2006). Es besteht die Möglichkeit der oralen sowie intravenösen Applikation. Des weiteren besteht eine Indikation bei der Therapie einer Intoxikation durch Paracetamol (Tsai et al., 2005, Kennon, 2008). Nebenwirkungen durch dieses Medikament sind selten und beschränken sich auf das gelegentliche Auftreten von Stomatitis, Kopfschmerzen und Tinnitus. Allergische Reaktionen, paradoxe Bronchospasmen und Blutungen sind ebenso seltene unerwünschte Wirkungen der Therapie mit N-Acetycystein.

Zusätzlich hat NAC eine antioxidative Wirkung. Acetylcystein wird im Körper, unter anderem, zu Glutathion umgebaut, dessen Hauptfunktion darin besteht, freie Sauerstoffradikale zu binden (Aslund et al., 1997). Die Sulfhydryl-Gruppe von NAC kann einerseits freie Sauerstoffradikale eliminieren, andererseits bindet es durch die freien SH-Gruppen Proteine und Membranenzyme, was deren Zerstörung verhindert. Das Redox-System Cystein-Cystin spielt dabei eine entscheidende Rolle. Dadurch werden Enzyme vor der Schädigung durch freie Radikale geschützt (Sochman et al., 1990). NAC hat eine geringe Bioverfügbarkeit, da es einem „first-pass-effect" in der Leber unterliegt. NAC ist *in vivo* Ausgangsstoff für Glutathion, einem potenten Radikalfänger. Bei Gabe von 200 mg wurde eine maximale Plasmakonzentration von 1,64 µmol/l nach rund einer halben Stunde nachgewiesen. Eine Dosissteigerung auf 1200 mg führte zu einem maximalen Plasmaspiegel von 2,99 µmol/l nach 52 Minuten. Damit waren bei 200 mg Gabe 7,6 ± 2,2 (MW ± SD) %, bei Gabe von 1200 mg 11,6 ± 2,8 (MW ± SD) % bioverfügbar. Die Werte der Eliminationshalbwertszeiten verkürzen sich mit ansteigender Dosis auf 2 bis 4 Stunden nach einmaliger Gabe von 1200 mg. Bei Leberfunktionsstörungen entstehen verlängerte

Plasmahalbwertszeiten von bis zu 8 Stunden (Borgstrom und Kagedal, 1990). Die Konzentrationen von Glutathion in Lymphozyten aus dem peripheren Blut verhielten sich ähnlich wie die Serumkonzentrationen von NAC im Serum (Pendyala und Creaven, 1995). Bekannt ist, dass NAC nach Inkorporation in Leber und Milz akkumuliert, exakte Daten über Konzentrationen im Gewebe liegen nicht vor.

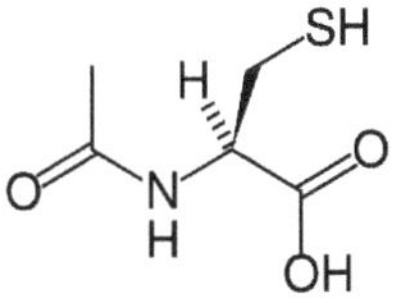

Abbildung 4: Strukturformel von N-Acetylcystein

1.4 Fragestellungen

Im Zusammenhang mit den Chinolon-induzierten Tendopathien bestehen zahlreiche offene Fragen hinsichtlich des Pathomechanismus, möglicher Unterschiede zwischen den einzelnen heute üblichen Präparaten und möglicher Ansatzpunkte zur Prävention bzw. Therapie dieser unerwünschten Arzneimittelwirkung. In der vorliegenden Arbeit wurden mit Hilfe von Zellkulturexperimenten einige dieser offenen Fragen bearbeitet. Es wurden Tendozyten vom Menschen verwendet, als Methoden zur Charakterisierung der toxischen Wirkungen auf die Zellen wurden immunhistochemische Darstellungen der Tendozyten mit verschiedenen Antikörpern durchgeführt, welche semiquantitativ durch Bildanalyse ausgewertet wurden. Anschließend wurden die Veränderungen der Proteinkonzentrationen im Western-Blot analysiert.

Im Einzelnen wurden in dieser Arbeit die folgenden Fragestellungen bearbeitet:

1. a) Wie beeinflussen Levofloxacin und Moxifloxacin humane Tendozyten *in vitro*?

    b) Welchen Einfluss haben diese Chinolone auf die Synthese der extrazellulären Matrix (Collagen Typ I) sowie von transmembranären Rezeptorproteinen (β_1-Integrin, Fibronectin)?

    c) Ab welcher Konzentration lässt sich ein Effekt nachweisen, gibt es einen Unterschied zwischen den Chinolonen?

2. Kann N-Acetylcystein, als Antioxidanz, den durch die Chinolone induzierten Effekt antagonisieren?

2 Material und Methoden

2.1 Material

Im Rahmen dieser Arbeit wurden folgende Materialien und Geräte benutzt:

2.1.1 Geräte

Analysenwaage Navigator ™	Sartorius, Göttingen
Autoklav, Tuttnauer 3870 ELV PV	Biomedis, Gießen
Axiophot Lichtmikroskop	Zeiss, Jena
Bidestanlage	Millipore, Billerica, USA
Blotting-Einheiten	Bio-Rad, München
Brutschrank	Heraeus, Hanau
Calibrated Densitometer GS-800	Bio-Rad, München
Cellspin I (1205-14)	Thermac, Waldsolms
Cryo Freezing Container (Einfrierbox)	Nalgene, Rochester, NY, USA
Dewargefäß	KGW Isotherm, Karlsruhe
Elektrophorese-Einheiten	Bio-Rad, München
Flow bench NU 425-400	NuAire, Plymouth, MN, USA
Heizschrank/Wärmeschrank	Heraeus, Hanau
Magnetrührer mit Heizplatte	Janke und Kunkel, Staufen
Magnetrührer MR 2002	Brand, Wertheim
Neubauer-Zählkammer	Schott, Jena
pH-Meter Lab 850	Schott, Jena
Photometer, Ultrospec III	Pharmacia, Wien, Österreich
Pipetboy	IBS Integra, Schweiz
Power PAC 200 (Stromgeber)	Bio-Rad, München
Präzisionswaage 2001 MP2	Sartorius, Göttingen
Research Pipetten	Eppendorf, Hamburg
Schüttelwasserbad	MGW Lauda CS 20; Königshofen, AUT
Schüttler 3005	Heidolph, Th. Karow, Berlin
Schüttler IKA-VIBRAX-VXR	Janke und Kunkel, Staufen

Tischzentrifuge (Laborfuge A) Heraeus, Hanau
Trockenschrank Memmert, Schwabach
Vortex (Genie 2) Scientific Industries, Darmstadt

2.1.2 Reagenzien und Verbrauchsmaterialien

30% Acrylamid / Bis Solution 37,5 :1 (2,6% C)	Bio-Rad, München
Ammoniumpersulfat	Bio-Rad, München
Amphotericin B (250 µg/mL)	Biochrom, Berlin
Avalox Infusionslösung	Bayer AG, Leverkusen
BSA	Sigma-Aldrich, München
Cellclip	Thermac, Waldsolms
Cellfunnel	Thermac, Waldsolms
Cellspin Filtercards	Thermac, Waldsolms
Cryoröhrchen	Nunc, Wiesbaden
DermaClean,	Ansell, Bangkok, Thailand
Dimethylsulfoxid, getrocknet max. 0,05% H_2O	Merck, Darmstadt
Dulbecco´s Modified Eagle`s Medium (DMEM)	Biochrom, Berlin
Eppendorf epT.I.P.S., verschiedene Grössen	Eppendorf, Hamburg
Ethanol (96%) reinst	Merck, Darmstadt
Falcon Serologische Pipetten 5 und 10 mL	Becton Dickinson Labware, USA
Fötales Kälberserum	Biochrom, Berlin
Gel-Blotting-Papier	Schleicher und Schuell, Dassel
Glukose	Merck, Darmstadt
L-Glutamin (200 mM)	Biochrom, Berlin
Glycin	Merck, Darmstadt
Ham´s F-12 Medium	Biochrom, Berlin
Hank´s Salt Solution (= Hank´s Salzlösung)	Biochrom, Berlin
Isopropanol	Merck, Darmstadt
Kaleidoskope prestained standards (= Kaleidoskopstandard)	Bio-Rad, München

Kaliumdihydrogenphosphat (KH$_2$PO$_4$)	Roth, Karlsruhe
Magnesiumchlorid (MgCl$_2$) min 99,0%	Merck, Darmstadt
MEM-Amino Acids (= Aminosäuren (50x) ohne L-Glutamin)	Biochrom, Berlin
Methanol	Merck, Darmstadt
2-Mercaptoethanol	Sigma-Aldrich, München
Di-Natriumhydrogenphosphat Dihydrat (Na$_2$HPO$_4$ x 2 H$_2$O)	Roth, Karlsruhe
N-Acetylcystein	Sigma-Aldrich, Steinheim
Natriumchlorid (NaCl) min 99,5%	Sigma-Aldrich, München
Natronlauge (NaOH)	Merck, Darmstadt
Nunc EasyFlask™, 25 und 75 cm^3 (= Kulturflaschen)	Nunc, Wiesbaden
Nunclon™ Zellkulturschalen 8,8 cm^2	Nunc, Wiesbaden
Parafilm	American National Can, Neenhah, WI, USA
Pasteur-Pipetten	Brand GmbH + Co, Wertheim
PBS Dulbecco (1x) mit Ca^{2+}, Mg^{2+}	Biochrom, Berlin
Penicillin/Streptomycin 10000 U / 10000 µg/mL	Biochrom, Berlin
Pepstatin	Roche Diagnostics, Mannheim
Phenylmethylsulfonylfluorid	Sigma-Aldrich, München
Reagenzgläser	Hecht-Assistent, Sondheim
Reaktionsgefäße	Brand GmbH + Co, Wertheim
Salzsäure (HCl)	Merck, Darmstadt
Skim Milk Powder (= Magermilchpulver)	Fluka, Buchs, Schweiz
Sodium dodecyl sulfate (= Natriumdodecylsulfat)	Bio-Rad, München
Softa-Man®	Braun, Melsungen
sterile Röhrchen	Nunc, Wiesbaden
Tavanic® i.v. 500 mg	Aventis, Frankfurt am Main
TEMED	Bio-Rad, München
Trispuffer Hydrochlorid (Tris-HCl)	Sigma-Aldrich, München
Triton X 100	Sigma-Aldrich, München
Trizma®Base	Sigma-Aldrich, München
Trypsin / EDTA Solution in PBS 0,05% / 0,02% (w/v) ohne Ca^{2+}, Mg^{2+}	Biochrom, Berlin

Tween® 20	Bio-Rad, München
Vitamin C	Merck, Darmstadt
Zellschaber, steril	Nunc, Wiesbaden

2.1.3 Antikörper

Für die Untersuchungen im Western Blot und der Immunhistochemie wurden folgende Antikörper benutzt.

Tabelle 3: Primär-Antikörper

Primär-Antikörper		Katalognummer	Hersteller
anti-Collagen I	polyklonal	2150-0020	AbD Serotec, Raleigh, USA
anti-β_1-Integrin	monoklonal	610467	Transduction, Lexington, Kentucky, USA
anti- Fibronectin	monoklonal	AB1926	Chemicon, Temecula, USA

Tabelle 4: Sekundär-Antikörper für Western-Blot

Sekundär-Antikörper für Western Blot		Katalognummer	Hersteller
Sheep anti-rabbit IgG	gegen poly-klonale Primär-Antikörper	AP304A	Chemicon, Temecula, Californien, USA
Sheep anti-mouse IgG	gegen mono-klonale Primär-Antikörper	AP326A	Chemicon, Temecula, Californien, USA

Tabelle 5: Sekundär-Antikörper für die Immunhistochemie

Sekundär Antikörper für Immunhistochemie		Katalognummer	Hersteller
GAR-FITC	Gegen polyklonale Primär-Antikörper	AP156F	Chemicon, Temecula, USA

2.1.4 Medien zur Zellkultivierung

Wachstumsmedium

Zum Kultivieren der humanen Tendozyten wurde ein Medium benutzt, welches jeweils zur Hälfte aus Ham`s F12 und DMEM bestand. Die weiteren Zusätze sind nachfolgend aufgeführt. Für die Versuche wurde 12 Stunden vor der Inkubation der Zellen der FCS Anteil im Medium auf 5% reduziert, um mögliche Einflüsse des Serums auf die Zellen zu minimieren.

FCS	10% / 5%
Penicillin/Streptomycin (10000 U / 10000 µg/mL)	1%
Amphotericin B (250 µg/mL)	1%
Aminosäuren (50x)	1%
Vitamin C (25 µg/mL)	1%
Glutamin (200 mM)	1%

Einfriermedium

Nachdem genügend Zellmaterial aus den Sehnenstücken extrahiert wurde, wurden die Zellen zur späteren Untersuchung eingefroren. Da das hier genutzte Medium DMSO enthielt, war es notwendig nach dem Auftauen am Folgetag das Medium zu wechseln, da sonst Schäden an den Zellen nicht auszuschließen waren.

FCS	10%
DMSO	10%
Penicillin/Streptomycin	1,1%
Glukose	0,5%

2.1.5 Lösungen und Puffer

Zelllysepuffer

Für die Aufbereitung der Zellen für das Western Blot Verfahren wurde ein Lysepuffer verwendet. Vor der Lyse der Zellen, wurden diese 3x mit Hank`s Salzlösung gespült. Erst kurz vor der Anwendung führte man dem Lysepuffer die Proteaseinhibitoren PMSF und Pepstatin zu. Pro Petrischale wurden dann 300 µl aufgetragen. Die Petrischalen wurden anschließend auf Eis gelagert. Nach 30 min erfolgte das Homogenisieren des Lysats mittels eines Zellschabers, bevor die Schalen für weitere 30 min wieder auf Eis gelagert wurden. Das Lysat wurde anschließend für 5 min bei 15000 Umdrehungen zentrifugiert. Enthaltene Zelltrümmer wurden somit entfernt. Der entnommene Überstand konnte bei –80 °C gelagert werden.

Triton X 100	1%
SDS (20%)	0,1%
NaCl	150 mM
Tris-HCl (1 M, pH 7,2)	50 mM
PMSF	1 mM
Pepstatin	5 µg/ml

Polyacrylamidgele

Die Auftrennung verschiedener Proteine für den Nachweis im Western-Blot erforderte unterschiedliche Polyacrylamidgele. Diese wurden speziell für die unterschiedlichen Molekulargewichte der nachzuweisenden Proteine gegossen. Eine über dem eigentlichen Gel aufgetragene Sammelgelschicht sorgte für eine verbesserte Auflösung der Banden. Die Polymerisationsbeschleuniger APS und TEMED wurden erst kurz vor dem Einfüllen der Gelkomponenten hinzugefügt.

Trenngele:	5%	7,5%	10%
Acrylamid (30%)	1,65 ml	2,5 ml	3,3 ml
Tris Puffer pH 8,8 (1 M)	2,25 ml	2,5 ml	2,5 ml
SDS (20%)	50 µl	50 µl	50 µl
aqua dest.	5,7 ml	4,85 ml	4,05 ml
APS (5%)	100 µl	100 µl	100 µl
TEMED	10 µl	10 µl	10 µl

Sammelgel:	4%
Acrylamid (30%)	0,67 mL
Tris Puffer pH 6,8 (1 M)	1,25 mL
SDS (20%)	25 µL
aqua dest.	3 mL
APS (5%)	50 µL
TEMED	10 µL

Tris Puffer pH 8,8 (Trenngele)

Trizma®Base   1 M

in aqua dest.

Tris Puffer pH 6,8 (Sammelgel)

Tris-HCl   1 M

in aqua dest.

Laufpuffer 10x (Elektrophorese)

Trizma®Base   3%

Glycin   14,42%

SDS   1%

in aqua dest.

Transferpuffer 2x (Western Blot)

Trizma®Base   0,25%

Glycin   1,125%

Methanol   5%

in aqua dest.

Blockpuffer (Western Blot)

Magermilchpulver   5%

Tween 20   0,1%

in PBS

Tris Puffer pH 9,5 (Western Blot)

Trizma®Base   0,1 M

$MgCl_2$ 0,05 M

NaCl   0,1 M

in aqua dest.

Die pH-Einstellung auf pH 9,5 erfolgte mit HCl.

Probenpuffer pH 6,8 (5x) (Reduktion)

Das hier genutzte System der SDS Page Technik benötigt eine Beschwerung und farbliche Markierung des Lysates. Zu diesem Zweck wurde ein Probenpuffer hergestellt, der während der Reduktion mit dem Lysat vermischt wurde. Zur Herstellung des Probenpuffers wird zunächst SDS in EtOH und destilliertem Wasser bei Raumtemperatur gelöst. Anschließend wird Trispuffer Hydrochlorid zugegeben und auf der Heizplatte in Lösung gebracht. Nach Zugabe von Glycerol und Bromphenolblau kommt es zu einem Farbumschlag nach grün-rot. Durch die pH-Einstellung mit NaOH auf pH 6,8 wird die Lösung dunkelblau.

SDS   10%

Glycerol (87%)   35%

Ethanol (96%)   25%

Bromphenolblau   0,025%

Trispuffer HCl   1,5 M

in aqua dest.

2.2 Methoden

2.2.1 Zellkultur

2.2.1.1 Primäre Tendozyten vom Menschen

Für das verwendete Zellkulturmodell sollte Sehnenausgangsmaterial verwendet werden, welches keine Vorschädigungen aufwies. Auszuschließen waren diesbezügliche Risikofaktoren. Berücksichtigt für diese Arbeit wurde nur Material von Patienten, welche folgende Kriterien erfüllten: mittleres Alter (<60 Jahre), ohne Vorerkrankungen am Bewegungsapparat, ohne stoffwechselrelevante Erkrankungen und ohne Niereninsuffizienz. Ebenso waren Patienten ausgeschlossen, welche mit Glukokortikoiden behandelt wurden. Verwendet wurden Zellen aus der Sehne eines Unterarmmuskels, welcher an der Hand inseriert (Musculus extensor pollicis longus). Dieses überschüssige OP-Material stammt von einer Patientin nach Operation einer traumatisch bedingten Sehnenruptur. Das gewonnene Material zeigte in den rupturfernen Arealen keine morphologischen Schäden. Zuerst wurde das Peritendineum entfernt, das Präparat zerkleinert und im Wachstumsmedium angezüchtet. Nach Migration der Sehnenzellen aus dem Sehnenstück wurde das Präparat solange umgesetzt, bis keine Sehnenzellen mehr auswuchsen. Die gewonnenen Zellen wurden als Passage 0 bezeichnet und durch weitere Passagen vermehrt. Alle für die Versuche verwandten Zellen entstammen Passage 6. Eine möglichst niedrige Passage ist von Vorteil, da sich zeigte, dass insbesondere bei höheren Passagen kein ausreichendes Wachstum mehr erfolgte.

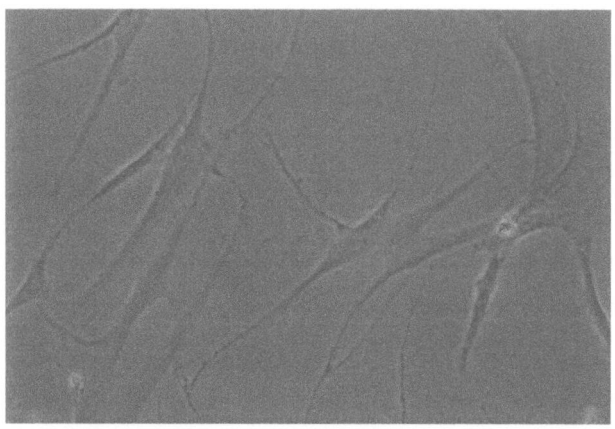

Abbildung 5: Sehnenzellen in Durchlichtmikroskopie dargestellt (20fache Vergrößerung)

2.2.1.2 Passagieren / Subkultivieren

Nach Erreichen einer gewissen Konfluenz (60-70% des Flaschenbodens waren von Zellen bewachsen), wurden die Zellen auf weitere Kulturflaschen aufgeteilt. Nach Spülen mit Hank`s Salzlösung wurden 2 ml Trypsin zum Lösen der Zellen von dem Flaschenboden hinzugegeben. Durch Zugabe von Medium wurde die Trypsinwirkung gestoppt und die Subkultivierung erfolgte. Die Versuche erfolgten alle mit einer relativ geringen Passage (Passage 6) um eine Vergleichbarkeit zu gewährleisten.

2.2.1.3 Haltbarmachen durch Einfrieren und Auftauen der Proben

Konfluente (70-80%) Monolayer wurden mit Hank´s Salzlösung gespült und mit je 2 ml Trypsin/EDTA (0,25%/0,2%) Lösung pro Kulturflasche bis zum Ablösen der Zellen im Brutschrank inkubiert. Danach folgte die Inaktivierung des Trypsins durch Hinzugabe von 4 ml des 10% Nährmediums. Es erfolgte die Resuspendierung der Zellen und das Übertragen in Zentrifugenröhrchen. Das Zentrifugieren erfolgte bei 1500 Umdrehungen / min für 5 Minuten. Das Kulturmedium wurde anschließend abgegossen und das verbleibende Zellpellet in 10 ml frischem Kulturmedium resuspendiert. Der Vorgang des Zentrifugierens wurde anschließend wiederholt, um Reste des Trypsins aus der Zellsuspension zu entfernen. Das so erhaltene Zellpellet wurde in Gefriermedium resuspendiert und anschließend in Kryoröhrchen zu je 1,5 ml verteilt. Die Lagerung während der ersten 24 Stunden erfolgte bei –80 °C in einer mit Isopropanol gefüllten Einfrierbox, um ein gleichmäßiges Einfrieren zu gewährleisten. Zur weiteren Lagerung wurden die Kryoröhrchen in flüssigem Stickstoff konserviert.

Sind eingefrorene Proben benötigt worden, wurden sie besonders schonend aufgetaut, um ein Absterben der Zellen zu vermeiden. Dabei lagerte man die Kryoröhrchen rasch in lauwarmem Wasser bis zum Auftauen. Anschließend erfolgte das Abfüllen in Flaschen zusammen mit 10% Nährmedium. Da das Gefriermedium DMSO enthält, erfolgte ein weiterer Mediumwechsel mit 10% Nährmedium nach 24 Stunden. Die so aufbereiteten Proben konnten dann entweder weiter passagiert werden oder sofort in einem Versuch verwendet werden.

2.2.1.4 Quantifizierung von Sehnenzellen

Da ein gleichmäßiges Wachstum nur bei ausreichendem Zell-Zell-Kontakt erfolgen kann, war die gewählte Zellzahl bei der Einsaat von großer Bedeutung. In Vorversuchen wurde die Zellzahl ermittelt, bei der innerhalb von fünf Tagen Inkubation eine Konfluenz der Zellen in den Schalen auftrat. Die Zellzählung erfolgte mit Hilfe der Neubauer Zählkammer. Ein Deckglas wurde bis zur Ausbildung von Newtonringen auf die Zählkammer gedrückt. Von der vorher gut homogenisierten Zellsuspension wurde ein Tropfen eingebracht. Anschließend erfolgte die Auszählung von vier Quadranten, die jeweils aus 16 Unterquadranten bestehen. Die Bestimmung selbst errechnete sich durch den Mittelwert der mit 10^4 multipliziert wurde. Ergebnis war die Zellzahl pro ml. Annähernd gleiche Zellmengen konnten somit für die verschiedenen Versuche benutzt werden.

2.2.1.5 Inkubation mit Testsubstanzen

Die Inkubation erfolgte jeweils am dritten Tag nach der Überführung der Zellen in Petrischalen, wobei am zweiten Tag auf ein Nährmedium mit 5% FCS Gehalt umgestellt wurde. Da über fünf Tage inkubiert wurde, erfolgt ein Inkubationsmediumwechsel nach 72stündiger Inkubation. Das Medium wurde jeweils kurz vor der Anwendung steril angesetzt. Folgende Chinolone sind dabei als handelsübliche Infusionslösung verwendet worden:

Moxifloxacin: Avalox® i.v., Bayer, Leverkusen

Levofloxacin: Tavanic® i.v., Aventis, Frankfurt am Main

Die zu untersuchenden Konzentrationen (3, 10, 30, 100 mg/l) wurden als Verdünnungsreihe wie folgt angefertigt:

Tabelle 6: Verdünnungsreihe für Levofloxacin (500 mg/100 ml in der Infusionslösung)

Konzentration	Verdünnungsfaktor
5000 mg/1000 ml	1:50
100 mg/l	1:3,33
30 mg/l	1:3
10 mg/l	1:3,33
3 mg/l	1:3,33
1 mg/l	

Tabelle 7: Verdünnungsreihe für Moxifloxacin (400 mg/250 ml in der Infusionslösung)

Konzentration	Verdünnungsfaktor
1600 mg/l	1:16
100 mg/l	1:3,33
30 mg/l	1:3
10 mg/l	1:3,33
3 mg/l	1:3,33
1 mg/l	

Die Experimente mit N-Acetylcystein erfolgten mit Hilfe der Herstellung einer 1-molaren Stammlösung durch Auflösen von N-Acetylcystein (A9165, Sigma- Aldrich, München) in zweifach destilliertem sterilen Wasser. Dazu wurden 1 Mol N-Acetylcystein (= 163 g) in 1000 ml bzw. 3,26 g in 20 ml aqua bidest gelöst. Durch weiteres Verdünnen der Stammlösung in 5% Nährmedium konnten die hier verwendeten Konzentrationen von 1 mmol, 0,1 mmol und 0,01 mmol hergestellt werden. Der Wechsel des Mediums erfolgte wieder nach 72h.

Tabelle 8: Verdünnungsreihe für NAC (ausgehend von einer 1-molaren Lösung)

Konzentration	Verdünnungsverhältnis
1 mM	20 µl Stammlösung + 19,98 ml Medium
0,1 mM	2 ml der 1 mM Lösung + 18 ml Medium
0,01 mM	2 ml der 0,1 mM Lösung + 18 ml Medium

2.2.2 Spezifische Proteindetektion mittels SDS-Gelelektrophorese und Western Blot

Mittels Western Blotting kann aus einem Proteingemisch ein spezifisches Protein durch Antikörpermarkierung identifiziert werden. Durch das Vergleichen nebeneinander aufgetragener Proben ist eine Quantifizierung möglich. Gearbeitet wurde mit Hilfe der SDS-Page Technik, wobei das Proteingemisch zuerst elektrophoretisch nach Ladung und Größe des Proteins getrennt wird. Anschließend erfolgt die Übertragung auf eine Nitrozellulosemembran. Dieser Schritt erfolgt wieder mit Hilfe eines senkrecht zum Gel stehenden elektrischen Feldes im sogenannten „Tank Blot System". Nach Blockung der unspezifischen Bindungen erfolgt die Inkubation mit dem Primärantikörper. Der nach erneuter Waschung aufgetragene sekundäre Antikörper ist ein Enzym-Antikörper-Konjugat. Er ist gekoppelt mit alkalischer Phosphatase. Dieser durchläuft nach Kontakt mit dem Substrat (BCIP-NBT Solution) eine Farbreaktion, welche das Protein indirekt sichtbar macht. Die Intensität der Farbreaktion lässt einen Rückschluss auf die Proteinmenge zu.

2.2.2.1 Probenvorbereitung und Durchführung

Lysieren

Die über 5 Tage inkubierten Proben wurden zunächst lysiert. Zum Lysieren wurden die Proben zuerst dreimal mit Hank`s Salzlösung gespült. Danach wurde pro Petrischale 300 µl des Zelllysepuffers aufgetragen. Die Lyse selbst fand auf Eis statt, um ein Denaturieren der Proteine zu verhindern. Der Vorgang dauert eine Stunde, wobei nach einer halben Stunde das Lysat homogenisiert wurde, um zu gewährleisten, dass die komplette Schale benetzt worden ist. Das Lysat wird in ein Zentrifugenröhrchen übertragen und bei 4 °C und 10000 U/min 30 min lang zentrifugiert. Der Überstand wurde anschließend abgenommen, ohne die im Pellet enthaltenen Zelltrümmer mitzunehmen.

Gesamtproteinbestimmung

Die Bestimmung der im Lysat enthaltenen Gesamtproteinmenge erfolgte mit Hilfe einer photometrischen Analyse. In eine 96-Well-Lochplatte wurden neben einer Standard-Verdünnungsreihe und eines Blank-Feldes jeweils 3 Wells pro Probe mit je 10 µl befüllt. Als Bestimmungsreagenz wurde das BC-Assay-Kit-Reagenz der Firma Uptima benutzt. Grundlage dieser Methode ist die Eigenschaft von Proteinen im alkalischen Milieu Cu^{2+} zu Cu^+ zu reduzieren. Somit bildet sich ein gefärbter Chelatkomplex des reduzierten Kupfers mit dem Reagenz Bicinchoninsäure:

Protein (Peptidbindungen) + OH^- + Cu^{2+} → Tetradentat-Cu^+ Komplex

Cu^+ + 2 Bicinchoninsäure (BCA) → BCA-Cu^+ Komplex

Zu 10 µL (Gesamtzell-Lysat) bzw. 50 µL (Kernextrakt) Probe wurde je 1 ml des frisch hergestellten Reagenzgemisches gegeben und für 30 min bei 60°C im Wärmeschrank inkubiert. Danach war es möglich, alle Proben auf eine annähernd identische Gesamtproteinmenge einzustellen. Diese Proteinmenge schwankte bei den beschriebenen Versuchen zwischen 100 bis 200 µg/ml. Durch den im Weiteren erläuterten Linearitätsversuch konnte gezeigt werden, dass eine Vergleichbarkeit der Versuche trotzdem gewährleistet ist.

Reduktion

Zur dauerhaften Stabilisierung der Proben wurden 1000 µl Probe mit 250 µl Sample Buffer und 62,5 µl 2-Mercaptoethanol gemischt. Die Reduktion selbst erfolgte dann bei 95°C im Thermoblock für 10 min. Danach waren die Proben bei Lagerung in −20°C stabil.

Linearitätsversuch

Die hiermit überprüften Verdünnungsstufen entsprachen dem Rahmen der in den Versuchen gewählten Proteinmengen/ml. Es konnte gezeigt werden, dass in den Abstufungen 400 µg/ml- 200 µg/ml- 100 µg/ml- 50 µg/ml und 25 µg/ml eine Linearität bestand. Damit konnten die Ergebnisse der unterschiedlichen Versuche mit unterschiedlich enthaltenen Proteinmengen pro ml miteinander verglichen werden konnten, ohne das dadurch fehlerhafte Ergebnisse entstanden.

Semiquantitative Auswertung

Benutzte Software	
Presto Mr. Photo	Version 1.5 New Soft Technology Corporation, Taipei- Taiwan
Advanced Image Data Analyzer (AIDA)	Version 3.44.035 Raytest Isotopenmeßgeräte GmbH Stuttgart

Die Auswertung der einzelnen Blots erfolgte mit Hilfe der Messung der optometrischen Dichte der einzelnen Banden. Dazu wurden erst die Blots mit Hilfe eines Scanners mit 2400 dpi, unter Benutzung der Presto-Software, gescannt. Die weitere Bearbeitung erfolgte mit der Software AIDA (Advanced Image Data Analyzer). Einzelne Banden wurden mit einem Rahmen markiert. Eine weitere Blank-Markierung erfolgte zusätzlich. Nun konnte die optometrische Dichte ins Verhältnis mit der Leerprobe gebracht werden und so eine Quantifizierung des spezifischen Proteins pro Probe vorgenommen werden.

2.2.3 Immunhistochemie

Zusätzlich zu den Western-Blot Untersuchungen sollten in einem zweiten Verfahren die Veränderungen der Sehnenzellen ausgewertet werden. Mittels der Immunhistochemie können ebenfalls Proteine mit Antikörpern sichtbar gemacht werden. Der primäre Antikörper richtet sich gegen das Protein selbst, der zweite koppelt an den ersten und ist zusätzlich mit einem fluoreszierendem Farbstoff versehen. Der Unterschied zum Western-Blot Verfahren besteht unter anderem darin, dass die Proben nicht lysiert werden müssen. Somit kann auch eine Aussage über die Lokalisation des nachzuweisenden Proteins in der Zelle gemacht werden.

2.2.3.1 Durchführung der Immunhistochemie

Zum Beginn wurden Zellen in Petrischalen überführt. Um eine Vergleichbarkeit zu den Western Blot Experimenten zu erzielen, wurden die Zellen wieder über fünf Tage inkubiert. Die getesteten Konzentrationen wurden zusätzlich um die Konzentration von 3 mg/l für beide Fluorchinolone ergänzt. Der N-Acetylcystein-Ansatz wurde in einer Konzentration von 0,1mmol/l und 0,01mmol/l getestet. Beide Konzentrationen NAC (0,1 mmol/l und 0,01 mmol/l) wurden außerdem zusammen mit Levofloxacin 30 mg/l inkubiert.

2.2.3.2 Cytospin

Mit Hilfe der Cytospin-Technik ist es möglich, Zellen auf einen Objektträger so zu überführen, dass sie sich konzentriert auf einem Punkt befinden. Es wurden nur soviel Zellen auf die Objektträger überführt, dass die Zellen sich nebeneinander befinden und nicht überlappen oder verklumpen konnten. Die Zellen wurden nach einer zweistündigen Trocknung bei Raumtemperatur mit 100% Aceton über 10 Minuten fixiert und anschließend erneut getrocknet. Damit waren die Proben über längere Zeit haltbar. Durch Ablösung vom Monolayer, Zentrifugation und Fixierung bedingt waren die Zellen entgegen dem für Sehnenzellen typischen langgestreckten Erscheinungsbild hier in gerundeter Form zu finden.

2.2.3.3 Vorbereitung der Objektträger für die Immunhistochemie

Die vorbereiteten und fixierten Proben wurden in einer Färbekammer für 15 min mit 0,5% BSA/PBS inkubiert. Dies ist notwendig, um unspezifische Bindungsstellen abzublocken. Danach erfolgt die zweimalige Waschung für je 10 Minuten in PBS. Anschließend wurden 10 µl des Antikörpers aufgetragen. Die Konzentrationen der Antikörper gegen die verschiedenen Proteine lag zwischen 1:50 bis 1:10. Es zeigte sich, dass insbesondere höhere Konzentrationen deutlich mehr unspezifische Färbungen erzeugten. Daher wurden nur Ergebnisse der Ansätze mit Antikörperkonzentrationen von 1:50 und 1:30 ausgewertet. Nach zweistündiger Inkubation bei Raumtemperatur wurde zweimal mit PBS gespült. Der sekundäre Antikörper wurde für 60 Minuten bei Raumtemperatur im Anschluss aufgetragen. Zusätzlich wurde eine Kontrolle, die nur mit dem sekundären Antikörper inkubiert wurde, angesetzt. Nach erneutem zweimaligem Spülen benetzte man die Proben mit einem Tropfen 0,1% p-Phenylendiamin in Glycerin/PBS, um ein Austrocknen und damit Auskristallisieren des Sekundärantikörpers zu vermeiden. Die Präparate wurden im Kühlschrank bei 4°C gelagert und wurden standardmäßig am ersten Tag nach der Immunmarkierung fotografiert. Eine spätere Untersuchung wäre durch Verlust der Fluoreszenz nicht möglich gewesen.

2.2.3.4 Semiquantitative Auswertung

Das Fotografieren und die anschließende Auswertung erfolgten verblindet. Es handelte sich hierbei um Auswertung von visuellen Daten, die einer gewissen Subjektivität unterliegen. Um diese Fehlerquelle zu vermeiden, wurden die Proben durch eine Hilfsperson angereicht. Somit wurde vermieden, dass der Fotografierende Wissen über die Probe besitzen konnte. Abgespeichert wurden die Bilder nur mit einer fortlaufenden Nummer als „tif.-Datei". Nach erfolgter Auswertung konnten die Ergebnisse nun ihren Proben zugeordnet werden. Bei der Auswertung durch Bildanalyse wurde gemessen, wie viel Fluoreszenzkraft pro einer definierten Grundfläche im Präparat erzeugt wurde. Das Festlegen der Fläche, in der gemessen wurde, fand als erstes statt. Anschließend galt es, Areale auf dem Präparat zu finden, welche in Größe und Anzahl der darin enthaltenen Zellen nicht übermäßig zwischen den einzelnen Proben schwankten. Starke Konfluenz und Überlappung von Zellen oder aber auch Areale mit zu ausgeprägtem Hintergrundleuchten galt es zu ignorieren, da mit einer Messung in diesen Bereichen falsch positive Ergebnisse erzielt worden wären. Aufgetretene Schwankungen, bezüglich Zellzahl und Zellgröße, wurden durch die Anzahl der aufgenommenen und ausgewerteten Fotografien minimiert. Als Richtlinie galt: Zellzahl pro ausgewerteter Fläche zwischen 4-8. Von jeder Probe wurden 3 Bilder von unterschiedlichen Lokalisationen genommen. Zur Auswertung wurde das Programm Scion Image der Firma Scion Corporation (Frederick, Maryland USA) genutzt. In Kombination mit der Fotoanlage fertigt es von jedem Präparat je ein Farb- und ein Graustufenbild an. Nach Umwandlung des monochromen Bildes in ein Schwarz-Weiß-Bild war es möglich, ein Farbbild mit einem Binärbild in Bezug zu setzen. Dies geschah mit Hilfe des Schwellenwertverfahrens („Threshold"). Einfach umschrieben bedeutet dies, jeder Leuchtpunkt im Farbbild entspricht nach Angleichung einem schwarzen Punkt im invertierten Schwarz-Weiß-Bild. Diese Menge schwarzer Punkte wurde mit der vorher definierten Fläche in Bezug gesetzt. Ergebnis war ein prozentualer Wert, der verglichen werden konnte. In der Abbildung 6 wird dieser Schritt der Auswertung grafisch veranschaulicht:

1. Fotografieren eines passenden
   Ausschnitts im Präparat.

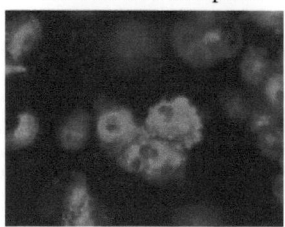

2. Abgrenzen des Messbereiches
   im Negativbild.
   Anschließend Eingrenzen des
   Messbereichs (Kreis).

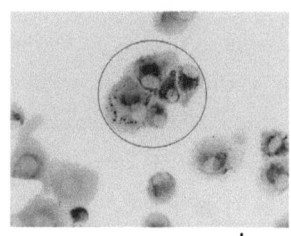

3. Angleichen des Threshold im Schwarz-Weiss-Bild zum Ausgangsfoto.
   Jedem Schwarzpunkt entspricht ein Leuchtpunkt im Original.

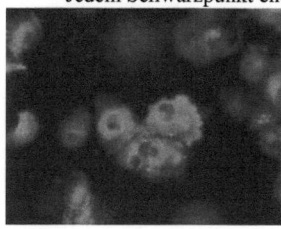

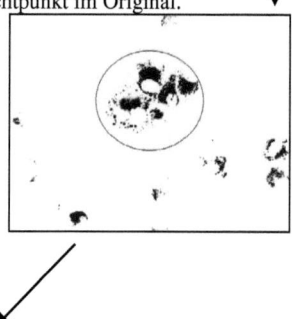

4. Berechnen des Prozentwertes von Schwarzpunkten:

$$\frac{\text{Messwert} \times 100}{\text{Gesamtfläche}} = \text{Fluoreszenz in \%}$$

Abbildung 6: Auswertung der Immunhistochemie: Dargestellt sind die Arbeitsschritte der semiquantitativen Auswertung der immunhistochemischen Präparate. Das Schwarz-Weiß-Bild wird mittels „Threshold" dem Farbbild so angeglichen, dass jedes schwarze Areal der fluoreszierenden Fläche im Original entspricht. Der ermittelte Wert wurde mit aufgeführter Rechnung in einen Prozentwert umgerechnet, welcher aussagt, wie viel Fluoreszenz im Original enthalten ist. Gemessen wurde in einem genau definierten Areal (Kreis).

2.2.4 Statistik

Die statistische Auswertung der Daten aus den Western Blot Versuchen wurde wie folgt vorgenommen. Es wurde jeder Blot dreimal durchgeführt. Danach wurden die optometrischen Dichten der einzelnen Banden durch einen Scan-Vorgang ermittelt. Die daraus gewonnenen Einzelwerte entsprechen den Werten in den jeweiligen Abbildungen. In dieser Arbeit wurden ausschließlich die Mediane der Werte betrachtet.

Für die Vergleichsversuche zwischen Levofloxacin und Moxifloxacin wurden die jeweiligen Einzelkonzentrationen der getesteten Substanzen, hinsichtlich möglicher, statistisch signifikanter Unterschiede zur unbehandelten Kontrolle überprüft. Dies erfolgte mit Hilfe einer einfaktoriellen ANOVA und eines post hoc Dunett-t-Tests. Bei der Varianzanalyse mittels ANOVA wird der Effekt einer unabhängigen Kontrolle gegenüber mehreren abhängigen Variablen überprüft. $p < 0,05$ wurde als statistisch signifikanter Unterschied angesehen. Für die Versuche in denen die Ko-Inkubation mit Levofloxacin und N-Acetylcystein untersucht wurde, wurde die statistische Auswertung mit Hilfe eines Kruskal-Wallis Tests durchgeführt. Dieses nichtparametrische Verfahren ermöglicht eine Testung von zwei unabhängigen Stichproben gegenüber einer Kontrolle. In diesem Fall die Testung der Levofloxacin-inkubierten Probe und der ko-inkubierten Probe in der zusätzlich N-Acetylcystein enthalten ist. Die mögliche Wirkung von N-Acetylcystein auf Sehnenzellen wurde im Vergleich zur Kontrolle mit Hilfe eines t-Tests überprüft.

Die Ergebnisse der Bildanalyse der immunhistochemischen Untersuchungen wurden ebenfalls statistisch ausgewertet. Das vorhandene Bildmaterial wurde hinsichtlich der Ausprägung der Fluoreszenz überprüft wie im Abschnitt „Semiquantitative Auswertung" dargestellt. Aus den daraus gewonnenen Daten wurde wiederum der Medianwert bestimmt. Die Einzelwerte selbst sind in den jeweiligen Abbildungen ersichtlich. Die Effekte von Levofloxacin und Moxifloxacin wurden mit einer einfaktoriellen ANOVA und einem anschließenden post hoc Dunett-t-Test statistisch überprüft. Die Ergebnisse der Untersuchungen mit Zusatz von N-Acetylcystein wurden, wie auch die der Western Blot Analyse, mit einem Kruskal-Wallis Test statistisch überprüft.

Um eine Vergleichbarkeit beider, in dieser Arbeit genutzten Verfahren zu gewährleisten, wurden, hinsichtlich Versuchaufbau und statistischer Auswertung, möglichst gleiche Bedingungen eingehalten.

3 Ergebnisse

3.1 Ergebnisse der Western Blot Untersuchungen

Mit Hilfe der Western Blot Analyse wurde versucht, festzustellen inwiefern sich Levofloxacin und Moxifloxacin schädigend auf humane Tendozyten auswirken und ob sie sich hinsichtlich ihres Potenzials der tendotoxischen Wirkung unterscheiden. Dieser *in vitro* Versuch wurde mit den Konzentrationen 10 mg/l, 30 mg/l und 100 mg/l beider Chinolone mit je einer Kontrolle pro Chinolon durchgeführt. Der gewählte Zeitraum der Inkubation betrug 120 Stunden.

In einem zweiten Ansatz wurde der gleichzeitige Effekt von einem Chinolon (Levofloxacin 30 mg/l und 100 mg/l) jeweils zusammen mit N-Acetylcystein in der Konzentration von 1 mmol/l (=163 mg/l) gegenüber einer unbehandelten Kontrolle und gegen die Wirkung von N-Acetylcystein (1 mmol/l) allein überprüft. In diesem Teilversuch wurden die Proben mit Antikörpern gegen Collagen Typ I, Fibronectin und β_1-Integrin getestet. Alle untersuchten Proben eines Versuches wurden vor der Reduktion der Zelllysate auf den gleichen Proteingehalt verdünnt, um methodische Fehler zu vermeiden. Die Inkubation mit Chinolonen führte in den Petrischalen zu unterschiedlichen Wachstumsbedingungen, was sich in der Zellzahl am Tag der Lysierung bemerkbar machte.

Um falsch positive Ergebnisse zu vermeiden, wurden alle Proben eines Versuches auf den gleichen Gesamtproteingehalt nivelliert. Um fehlerhafte Ergebnisse bei dem Vergleich von Versuchen mit unterschiedlichem Proteingehalt zu vermeiden, ist der im Abschnitt 2.2.2.1 beschriebene Linearitätsversuch durchgeführt worden.

3.1.1 Vergleich Levofloxacin und Moxifloxacin

Die Untersuchung der Effekte auf die extrazelluläre Matrix, hier des Collagens Typ I, ergab, dass eine Reduktion von Collagen Typ I schon in der niedrigsten gewählten Konzentration von 10 mg/l bei beiden Chinolonen nachweisbar war. Mit steigender Konzentration nimmt der Effekt, ebenfalls für beide getesteten Chinolone, zu. Die statistische Auswertung der Ergebnisse zeigte einen signifikanten Unterschied zur Kontrolle für Levofloxacin bei 30 mg/l, für Moxifloxacin schon bei 10 mg/l. Eine stärkere Ausprägung des Effektes bei einem der getesteten Chinolone, konnte nicht gezeigt werden. Die Menge von Collagen Typ I nimmt, für beide Chinolone schon bei der niedrigsten Konzentration von 10 mg/l, auf etwa die Hälfte des Kontrollwertes ab [Abbildung 7].

Abbildung 7a)

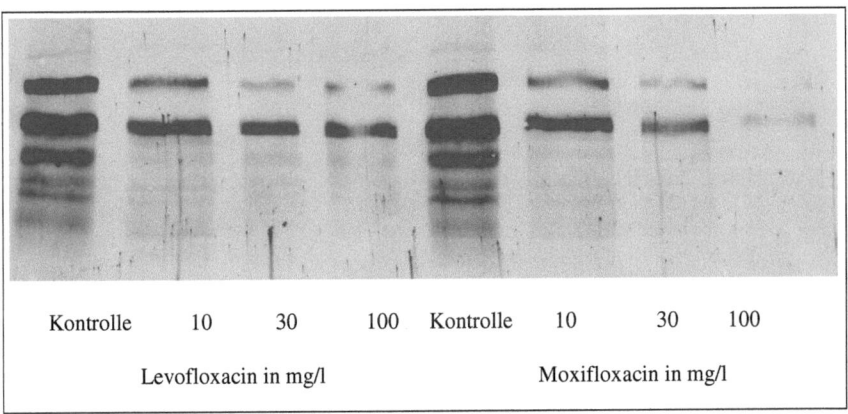

Abbildung 7a: Western Blot Analyse mit einem Antikörper gegen Collagen Typ I: Effekt einer 5-tägigen Inkubation von humanen Tendozyten mit Levofloxacin und Moxifloxacin (10, 30, 100 mg/l) auf die Menge des Hauptmatrixproteins Collagen Typ I, im Vergleich zur jeweils unbehandelten Kontrolle.

Abbildung 7b)

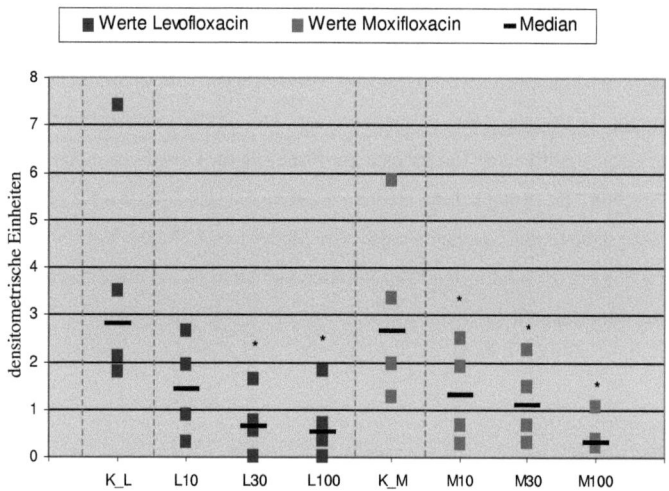

Abbildung 7b: Darstellung der Daten von den in Abbildung 7a gemessenen photometrischen Dichten und ihrer Mediane bei der durchgeführten Western Blot Analyse (hier Vierfachbestimmung). Dabei wurden nur die photometrischen Messungen der 33 kDa Banden ausgewertet. * $p < 0{,}05$ gegen Kontrolle (ANOVA und post hoc Dunett-t-Test).

K_L = unbehandelte Kontrolle, L10, L30, L100 = Levofloxacin in den Konzentrationen 10, 30, 100 mg/l. K_M = unbehandelte Kontrolle, M10, M30, M100 = Moxifloxacin in den Konzentrationen 10, 30, 100 mg/l.

Die Wirkung von Chinolonen auf Integrine wurde an Hand der β_1-Kette der Integrine überprüft. Integrine sind transmembranäre Zell-Matrix-Rezeptorproteine. Auch für die β_1-Kette dieser Proteine zeigt sich eine konzentrationsabhängige Abnahme für beide Chinolone gegenüber der Kontrolle. Dieser Effekt tritt schon in der niedrigsten gewählten Konzentration (10 mg/l) auf. Auffällig ist, dass für beide Chinolone schon bei 10 mg/l eine Reduktion des β_1-Integrins um mehr als die Hälfte auftrat. Die statistische Auswertung ergab eine statistische Signifikanz der Ergebnisse für Levofloxacin in der höchsten gewählten Konzentration (100 mg/l). Ein Unterschied des Effektes zwischen den beiden untersuchten Chinolonen konnte, analog zu den Ergebnissen der Messung von Collagen Typ I, auch hier nicht gezeigt werden [Abbildung 8].

Abbildung 8a)

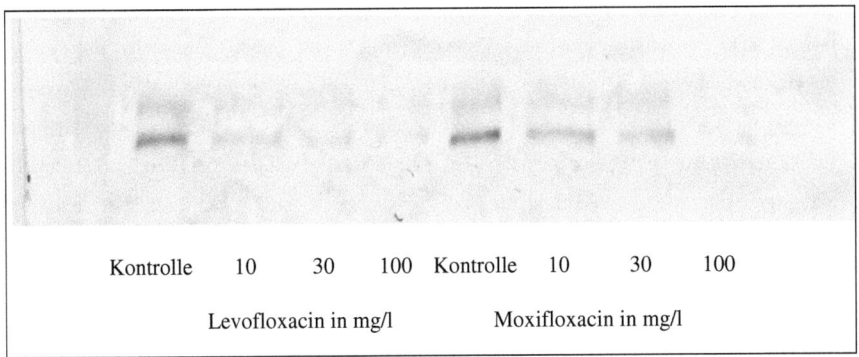

Abbildung 8b)

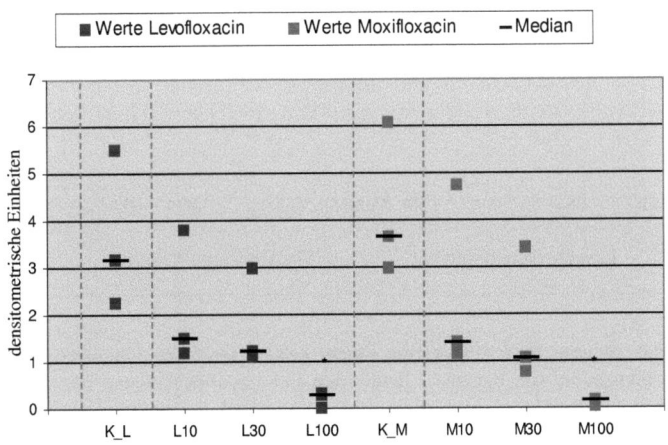

Abbildung 8: 8a) Western Blot Analyse mit einem Antikörper gegen β_1-Integrin: Effekt einer 5-tägigen Inkubation von humanen Tendozyten mit Levofloxacin und Moxifloxacin (10, 30, 100 mg/l) auf die Menge von β_1-Integrin, im Vergleich zur jeweils unbehandelten Kontrolle. 8b) Darstellung von Daten bestehend aus photometrisch gemessenen Dichten und ihrer Mediane bei der durchgeführten Western Blot Analyse (Dreifachbestimmung). * p < 0,05 gegen Kontrolle (ANOVA und post hoc Dunett-t-Test)

K_L = unbehandelte Kontrolle, L10, L30, L100 = Levofloxacin in den Konzentrationen 10, 30, 100 mg/l. K_M = unbehandelte Kontrolle, M10, M30, M100 = Moxifloxacin in den Konzentrationen 10, 30, 100 mg/l.

Um die Chinolonwirkung auf die Integrität der extrazellulären Matrix beurteilen zu können, wurde der Effekt auf Fibronectin, einem extrazellulären Glykoprotein, überprüft. Fibronectin lagert sich zwischen einzelne Collagenfibrillen ab und vermittelt dort eine Integrationsfunktion außerhalb der Zelle, da durch ihre „Haltefunktion" der Zell-Matrix-Kontakt nicht verloren geht. Für Fibronectin konnte ebenfalls ein konzentrationsabhängiger Effekt gezeigt werden. Dieser trat schon bei der niedrigst gewählten Konzentration (10 mg/l) auf. Signifikant war dieser Effekt für Levofloxacin ab 30 mg/l. Auch hier lässt sich kein Unterschied in der Ausprägung des Effektes bei beiden getesteten Chinolone ableiten [Abbildung 9].

Abbildung 9a)

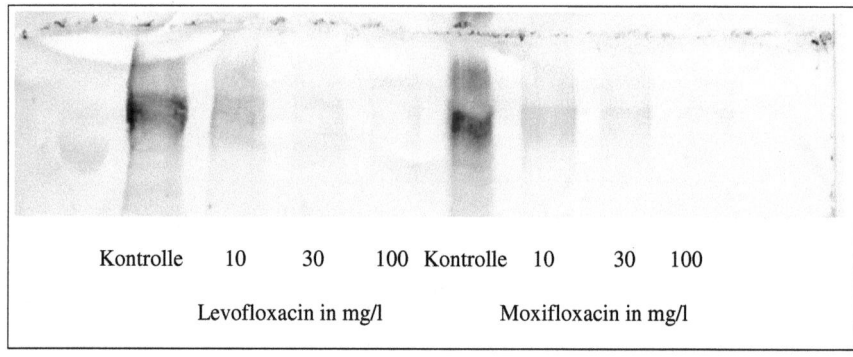

Abbildung 9a: Western Blot Analyse mit einem Antikörper gegen Fibronectin: Effekt einer 5-tägigen Inkubation von humanen Tendozyten mit Levofloxacin und Moxifloxacin (10, 30, 100 mg/l) auf die Menge von Fibronectin, im Vergleich zur jeweils unbehandelten Kontrolle.

Abbildung 9b)

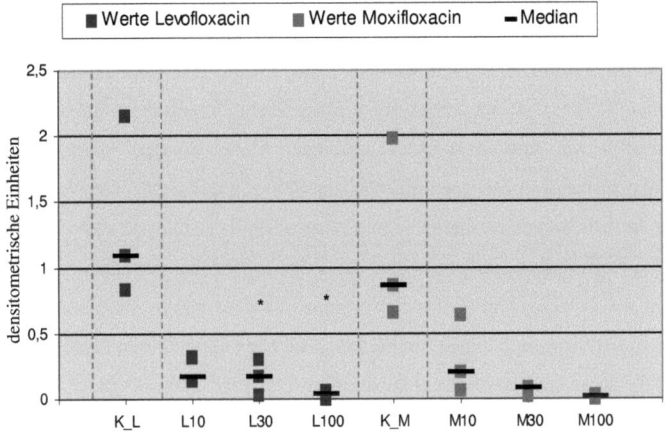

Abbildung 9b: Darstellung von Daten aus Abbildung 9a bestehend aus photometrisch gemessenen Dichten und ihrer Mediane bei der durchgeführten Western Blot Analyse (Dreifachbestimmung). * $p < 0{,}05$ gegen Kontrolle (ANOVA und post hoc Dunett-t-Test)

K_L = unbehandelte Kontrolle, L10, L30, L100 = Levofloxacin in den Konzentrationen 10, 30, 100 mg/l. K_M = unbehandelte Kontrolle, M10, M30, M100 = Moxifloxacin in den Konzentrationen 10, 30, 100 mg/l.

Zusammenfassend lässt sich sagen, dass beide untersuchten Chinolone ähnliche Effekte auf Sehnenzellen verursachen. Bei gleichen Konzentrationen waren die Effekte für beide Stoffe etwa gleich stark ausgeprägt. Es bestand weiterhin für beide Chinolone eine Konzentrationsabhängigkeit. Je höher die gewählte Konzentration, desto ausgeprägter zeigte sich eine Reduktion des untersuchten Proteins. Der Effekt auf die getesteten Proteine ließ sich schon in der jeweils geringsten untersuchten Konzentration aufzeigen.

3.1.2 Effekt der gleichzeitigen Exposition mit N-Acetylcystein und Levofloxacin im Western Blot

Für die chinoloninduzierte Tendopathie sind verschiedene Theorien des Pathomechanismus vorhanden. Als ein Aspekt, der zu einem Sehnenschaden beitragen könnte ist, das Potenzial der Chinolone diskutiert und untersucht worden, in der Sehne einen oxidativen Schaden auslösen zu können. In dieser Arbeit war es ein weiteres Ziel zu untersuchen, inwiefern eine zusätzliche Inkubation mit dem antioxidativ wirksamen N-Acetylcystein *in vitro* diesem Effekt entgegenwirken kann. In den nachfolgend dargestellten Ergebnissen der Western Blot Analyse wurden die Effekte auf die Mengen an Collagen Typ I, β_1-Integrin und Fibronectin untersucht. Der Versuchsaufbau entsprach den zuvor beschriebenen Versuchen. Gearbeitet wurde hierbei nur mit Levofloxacin als Modellsubstanz in den Konzentrationen von 30 mg/l und 100 mg/l. In diesen Konzentrationen trat bei fast allen oben aufgeführten Ergebnissen ein signifikanter Effekt auf. Die zusätzliche Inkubation von Sehnenzellen mit einer 1-molaren Lösung von N-Acetylcystein plus Medium erfolgte um zu überprüfen, ob N-Acetylcystein allein einen tendotoxischen Effekt besitzt.

Im Folgenden werden die Ergebnisse dieses Armes des Experimentes aufgeführt, wobei allen gemein ist, dass N-Acetylcystein allein keinen messbaren Effekt auf Sehnenzellen besitzt. Für sämtliche getesteten Antikörper konnte kein signifikanter Unterschied zwischen der Kontrolle und den Zellen mit 1-molarer N-Acetylcystein-Exposition gezeigt werden. Es konnte ebenfalls gezeigt werden, dass für die Inkubationen mit den diversen Konzentrationen von Levofloxacin allein, jeweils signifikante Effekte gegenüber der Kontrolle auftraten. Dies bestätigte die Ergebnisse aus den vorhergehenden Vergleichsversuchen.

Der Effekt von Levofloxacin 30 mg/l und 100 mg/l auf Proteine der extrazellulären Matrix entspricht dem der Vorversuche. Die Reduktion des Medianwertes beträgt, gegenüber der Kontrolle, ungefähr zwei densitometrische Einheiten. Die Ko-Inkubation von Levofloxacin mit N-Acetylcystein führt, gegenüber der alleinigen Inkubation des Chinolons, zu einer relativen Zunahme von Collagen Typ I. Dieser antagonistische Effekt ist in Kombination mit Levofloxacin 100 mg/l stärker ausgeprägt als bei niedrigeren Konzentrationen. Der durch N-Acetylcystein verursachte Anstieg des Collagen Typ I-Gehaltes beträgt in dem Kombinationsansatz mit N-Acetylcystein 0,17 Einheiten für Levofloxacin 30 mg/l und 0,59 Einheiten für Levofloxacin 100 mg/l [Abbildung 10].

Abbildung 10a)

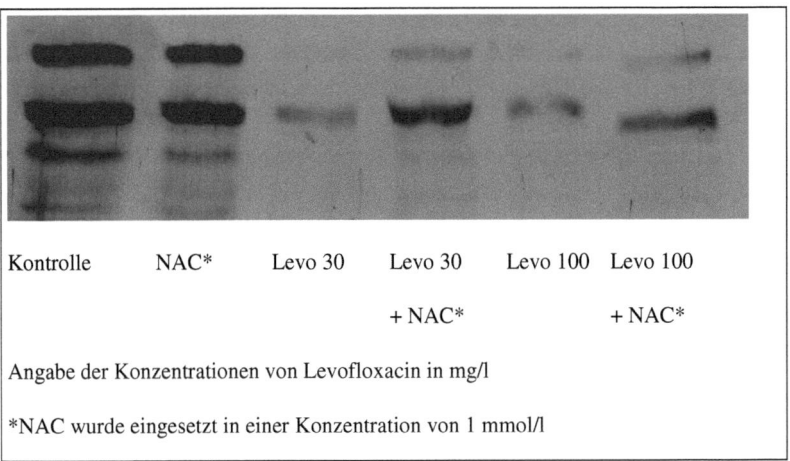

| Kontrolle | NAC* | Levo 30 | Levo 30 + NAC* | Levo 100 | Levo 100 + NAC* |

Angabe der Konzentrationen von Levofloxacin in mg/l

*NAC wurde eingesetzt in einer Konzentration von 1 mmol/l

Abbildung 10b)

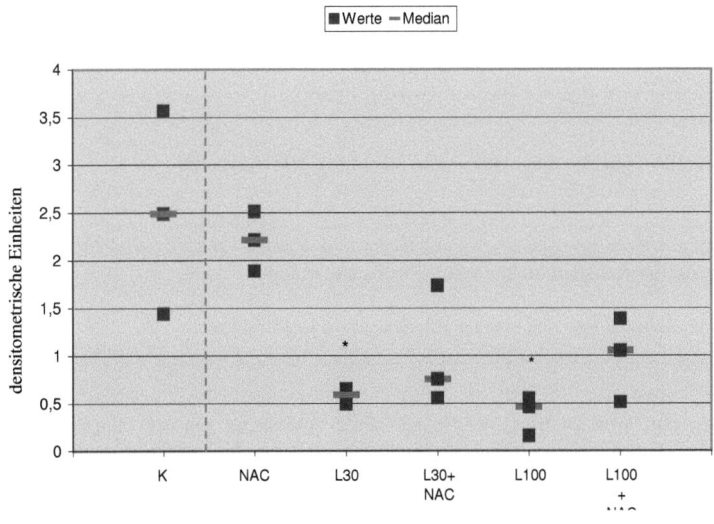

Abbildung 10: 10a) Western Blot Analyse mit einem Antikörper gegen Collagen Typ I: Effekt einer 5-tägigen Inkubation von humanen Tendozyten mit Levofloxacin (30 mg/l und 100 mg/l) mit und ohne Kombination mit N-Acetylcystein 1 mmol/l auf die Synthese von Collagen Typ I, im Vergleich zur jeweils unbehandelten Kontrolle.

10b) Darstellung von Daten bestehend aus photometrisch gemessenen Dichten der 33 kDa Banden und ihrer Mediane bei der durchgeführten Western Blot Analyse (Dreifachbestimmung). * p < 0,05 gegen Kontrolle (Kruskal-Wallis Test)

K = unbehandelte Kontrolle, NAC = N-Acetylcystein 1 mmol/l, L30, L100 = Levofloxacin in Konzentration von 30, 100 mg/l jeweils allein und in Kombination mit N-Acetylcystein 1mmol/l.

Auch bei der Untersuchung von β_1-Integrinen lässt sich erkennen, dass der Effekt von Levofloxacin in beiden getesteten Konzentrationen verringert wird. Die Zunahme an densitometrischen Einheiten, welche einem Mehrgehalt an β_1-Integrin in der untersuchten Probe entspricht, beträgt für Levofloxacin 30 mg/l gegenüber der Kombination mit N-Acetylcystein 0,37 Einheiten und analog für Levofloxacin 100 mg/l 0,11 Einheiten. Eine Signifikanz des Effektes bestand jedoch für beide gewählte Proben nicht [Abbildung 11].

Abbildung 11a)

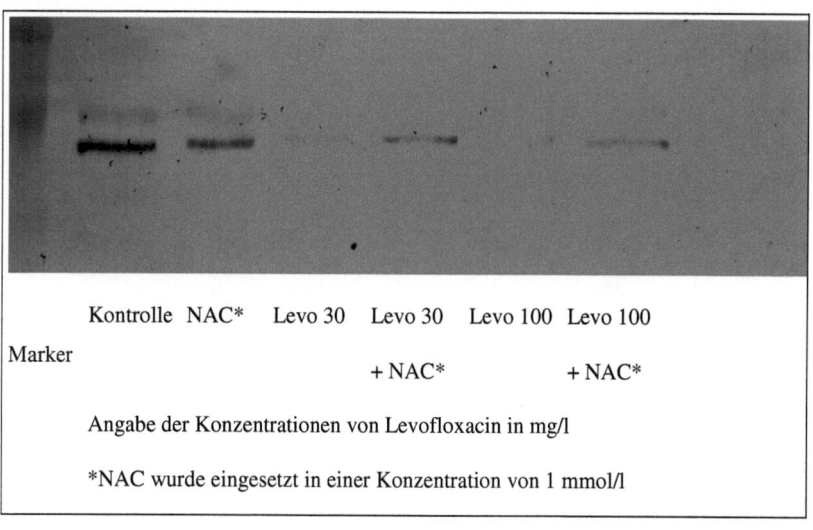

Abbildung 11a: Western Blot Analyse mit einem Antikörper gegen β_1-Integrin: Effekt einer 5-tägigen Inkubation von humanen Tendozyten mit Levofloxacin (30 mg/l und 100 mg/l) alleine und in Kombination mit N-Acetylcystein 1 mmol/l auf die Synthese von β_1-Integrin, im Vergleich zur jeweils unbehandelten Kontrolle.

Abbildung 11b)

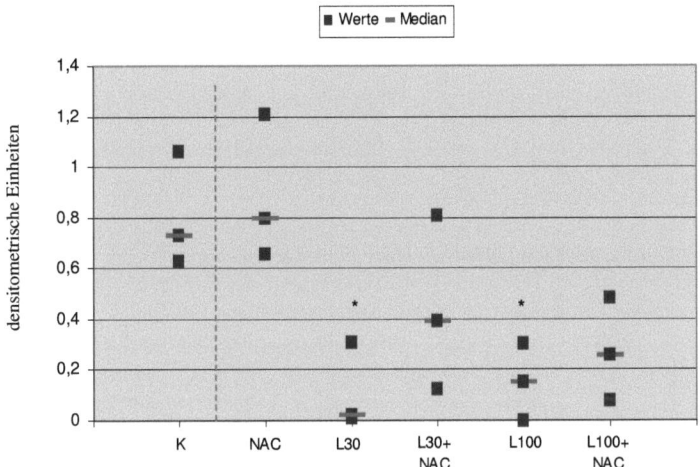

Abbildung 11b: Darstellung von Daten aus Abbildung 11a, bestehend aus photometrisch gemessenen Dichten und ihrer Mediane bei der durchgeführten Western Blot Analyse (Dreifachbestimmung). * $p < 0,05$ gegen Kontrolle (Kruskal-Wallis Test)

K = unbehandelte Kontrolle, NAC = N-Acetylcystein 1 mmol/l, L30, L100 = Levofloxacin in Konzentration von 30, 100 mg/l jeweils allein und in Kombination mit N-Acetylcystein 1mmol/l.

Die statistische Auswertung des Dreifachansatzes für Fibronectin ergab einerseits einen signifikanten Effekt der nur mit Levofloxacin (30 mg/l und 100 mg/l) behandelten Proben. Dies entspricht den Ergebnissen aus den Vergleichsversuchen zwischen Levofloxacin und Moxifloxacin. Andererseits ergab sich für die Kombination mit N-Acetylcystein in der statistischen Auswertung mit dem Kruskal-Wallis Test ebenfalls eine Signifikanz gegenüber der Kontrolle. Der antagonistische Effekt von N-Acetylcystein tritt, wie schon in den Versuchen mit β_1-Integrin, stärker auf, je geringer die Konzentration von Levofloxacin ist. Für die Kombination mit N-Acetylcystein ist ein Anstieg gegenüber Levofloxacin 30 mg/l um 0,65 Einheiten zu verzeichnen, für Levofloxacin 100 mg/l beträgt der Anstieg 0,49 Einheiten [Abbildung 12].

Abbildung 12a)

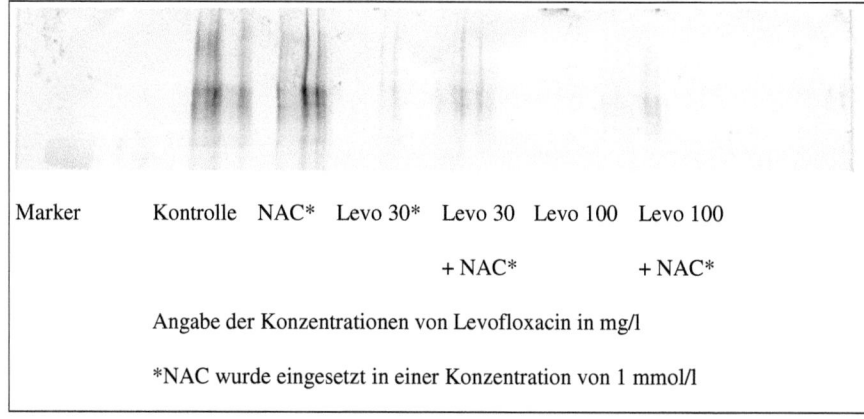

Marker Kontrolle NAC* Levo 30* Levo 30 Levo 100 Levo 100
                              + NAC*   + NAC*

Angabe der Konzentrationen von Levofloxacin in mg/l

*NAC wurde eingesetzt in einer Konzentration von 1 mmol/l

Abbildung 12b)

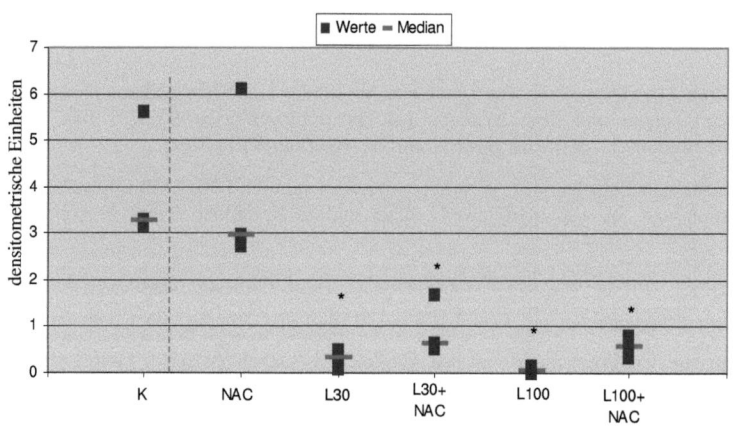

Abbildung 12: 12a)Western Blot Analyse mit einem Antikörper gegen Fibronectin: Effekt einer 5-tägigen Inkubation von humanen Tendozyten mit Levofloxacin (30 mg/l und 100 mg/l) mit und ohne Kombination mit N-Acetylcystein 1 mmol/l auf die Synthese von Fibronectin, im Vergleich zur jeweils unbehandelten Kontrolle. 12b) Darstellung von Daten bestehend aus photometrisch gemessenen Dichten und ihrer Mediane bei der durchgeführten Western Blot Analyse (Dreifachbestimmung). * $p < 0{,}05$ gegen Kontrolle (Kruskal-Wallis Test)

K = unbehandelte Kontrolle, NAC = N-Acetylcystein 1 mmol/l, L30, L100 = Levofloxacin in Konzentration von 30, 100 mg/l jeweils allein und in Kombination mit N-Acetylcystein 1mmol/l.

3.2 Ergebnisse der immunhistochemischen Analysen

Zur Absicherung der Daten aus den Versuchen im Western Blot wurde ein immunhistochemisches Verfahren genutzt. Entsprechend den Western Blot Analysen sind ebenfalls Levofloxacin und Moxifloxacin miteinander verglichen worden. Auch der Ko-Substitutionsansatz mit Levofloxacin und N-Acetylcystein wurde mit Hilfe dieser Methode untersucht. Um die gewonnenen Ergebnisse miteinander in Bezug setzen zu können, wurde die Zeit der Inkubation beibehalten.

Zusätzlich wurde eine weitere Konzentration der Chinolone getestet. Diese liegt bei 3 mg/l und liegt damit unter den bisher untersuchten. Da sich für diese Konzentrationen in Vorversuchen kein Effekt im Western Blot zeigen lassen konnte, wurde überprüft, ob mit diesem Verfahren ein möglicher Effekt nachweisbar wäre.

Für den Ansatz mit N-Acetylcystein wurde die Konzentration der Substanz modifiziert. Gegenüber dem Western Blot Versuch variiert hier die Konzentration von N-Acetylcystein bei gleichbleibender Konzentration von Levofloxacin (30 mg/l). In diesem Teil des Versuches wurde auf Collagen Typ I getestet. In Vorversuchen wurden verschiedene Konzentrationen des primären Antikörpers untersucht. Dies war notwendig, da sich gezeigt hatte, dass hohe Konzentrationen stark fluoreszierende Artefakte erzeugte, die dadurch falsch hohe Ergebnisse generierten.

Die für diesen Versuch optimale Konzentration des primären Antikörpers lag bei 1:30. Allein diese Ergebnisse werden im Folgenden, ergänzend zu den Ergebnissen der Western Blot Analyse, präsentiert. Zusätzlich wurde pro Dreifachansatz eine Probe nur mit dem Sekundärantikörper behandelt, um sicherzustellen, dass von ihm keine Fluoreszenz ausgeht.

3.2.1 Vergleich Levofloxacin und Moxifloxacin in der Immunhistochemie

Auch mit diesem Verfahren lässt sich für beide Chinolone eine konzentrationsabhängige Abnahme des Collagen Typ I nachweisen. Im ANOVA-Test zeigt sich ein statistisch signifikanter Unterschied zur Kontrolle für beide Chinolone. Im anschließend durchgeführten post hoc Dunett-T-Test ließen sich die einzelnen Konzentrationen besser beurteilen. Es zeigte sich, dass bei der niedrigsten Konzentration der Chinolone (3 mg/l) ein signifikanter Effekt nicht für Levofloxacin, aber für Moxifloxacin nachzuweisen war (p = 0,025). Signifikant wurden die Unterschiede zur Kontrolle für Levofloxacin erst ab einer Konzentration von 30 mg/l. Für Moxifloxacin ließ sich mit jeder gewählten Konzentration ein signifikanter Effekt aufzeigen. Dies entspricht der Datenlage aus den Western Blot Versuchen [Abbildung 13].

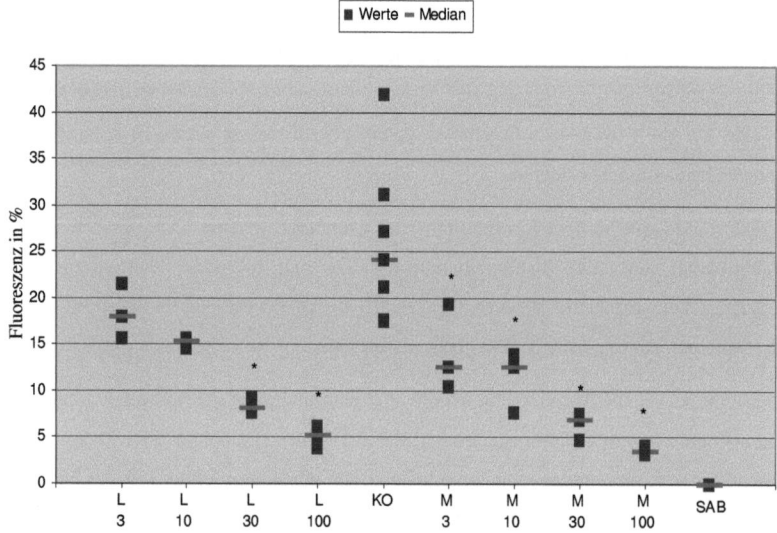

Abbildung 13: Auswertung der Ergebnisse der Bildanalyse einer immunhistochemischen Darstellung von Collagen Typ I in Tendozyten: Effekt einer 5-tägigen Inkubation von humanen Tendozyten mit Levofloxacin und Moxifloxacin (3, 10, 30, 100 mg/l) auf die Synthese von Collagen Typ I, im Vergleich zur jeweils unbehandelten Kontrolle. Kontrollen wurden zusammengefasst. Darstellung von Daten resultierend aus Fluoreszenzmessungen als Dreifachbestimmung. Angabe der Prozentwerte der Fluoreszenz und der Mediane. * $p < 0,05$ gegen Kontrolle (ANOVA und post hoc Dunett-t-Test).KO = unbehandelte Kontrollen, L3, L10, L30, L100 = Levofloxacin in den Konzentrationen 10, 30, 100 mg/l. M3, M10, M30, M100 = Moxifloxacin in den Konzentrationen 3, 10, 30, 100 mg/l, SAB= Sekundärantikörper

Die folgenden Ausschnitte der immunhistochemischen Präparate, wurden zur anschließenden Auswertung angefertigt. Sie stellen Fotografien einzelner Areale auf Objektträgern dar. Die für Sehnenzellen untypische Form entstand, da sie in einem davor liegenden Arbeitsschritt auf diese Objektträger „geschleudert" wurden. An ihnen lässt sich der Effekt der Chinolone auf einzelne Sehnenzellen besser aufzeigen [Abbildung 14].

Konzentration	Levofloxacin	Moxifloxacin
unbehandelte Kontrolle		
3 mg/l		
10 mg/l		
30 mg/l		
100 mg/l		

Abbildung 14: Immunhistochemische Vergleichsuntersuchungen zwischen Levofloxacin und Moxifloxacin. Effekt einer 5-tägigen Inkubation von humanen Tendozyten mit Levofloxacin und Moxifloxacin (3, 10, 30, 100 mg/l) auf die Synthese von Collagen Typ I, im Vergleich zur jeweils unbehandelten Kontrolle.

Unbehandelte Kontrolle: Der gewählte Antikörper besitzt den Vorteil, dass er auch an intrazelluläre Vorstufen des Collagen Typ I bindet. Extrazelluläres Collagen ist durch Waschprozesse weitgehend entfernt worden. Deutlich erkennbar ist die zellmembrannahe Anlagerung von Vesikeln, welche Collagen enthalten. Der Zellkern ist von Membranbestandteilen überlagert, sonst aber klar auszumachen. Alle Zellen besitzen annähernd gleiche Größe.

3 mg/l: Auch hier ist eine randständige Anreicherung von fluoreszierenden Vesikeln zu erkennen. Für Moxifloxacin ist die Fluoreszenz etwas weniger ausgeprägt. Im Bild rechts ist deutlich ein Artefakt zu erkennen (Pfeil), der durch das Zusammenklappen einer Zelle entstand. Solche Areale wurden in der Messung vermieden, da sie falsch positive Ergebnisse generierten.

10 mg/l: Deutlich weniger Fluoreszenz in beiden Präparaten. Zellmembransaum erkennbar. Im rechten Bild einige extrazelluläre Artefakte, die durch nicht ausgewaschenen Antikörper entstanden sind.

30 mg/l: In dieser Konzentration ist eine erneute Abnahme der Fluoreszenz zu verzeichnen. Auffällig wird auch die Größendifferenz der Zellen zueinander. Der zytoplasmatische Raum ist scheinbar in zwei Kompartimente unterteilt. Der dichtere liegt zellkernnah. Zur Zellmembran hin lockert das Zytoplasma immer mehr auf.

100 mg/l: Es sind kaum noch fluoreszierende Areale auszumachen. Die Zellen können immer schlechter beurteilt werden. Auch hier ist wieder der wandnahe Dichteverlust zu erkennen. Einzelne Fluoreszenzen nur noch direkt an der Zellmembran.

3.2.2 Immunhistochemische Untersuchung der Zellen nach einer Ko-Exposition mit Levofloxacin und N-Acetylcystein

Für diese Experimente wurde der Versuchsaufbau, gegenüber den Versuchen im Western Blot, leicht abgeändert. Ziel war es, zu überprüfen, inwiefern sich eine Konzentrationsabnahme des N-Acetylcysteins bei gleichbleibender Konzentration von Levofloxacin (30 mg/l) auswirkt. Drei verschiedene Verdünnungsstufen (1; 0,1; 0,01 mmol/l) wurden in Kombination mit Levofloxacin untersucht. Die daraus resultierenden Daten zeigen, dass der Effekt von Levofloxacin umso deutlicher wird, je geringer die Konzentration von N-Acetylcystein gewählt wird. Im durchgeführten Kruskal-Wallis Test für alle Proben dieses Versuches zeigt sich ein statistisch signifikanter Unterschied zu den Kontrollen (p = 0,01). Der Effekt von Levofloxacin 30 mg/l gegenüber der Kontrolle erwies sich, wie auch in den Vorversuchen, als signifikant (p = 0,018). Betrachtet man nun gesondert die Effekte zwischen Kontrolle und Levofloxacin 30 mg/l jeweils zusammen mit einer Verdünnungsstufe des N-Acetylcystein in Ko-Inkubation mit Levofloxacin 30 mg/l, ergibt sich für alle Verdünnungsstufen eine Signifikanz. Diese Signifikanz tritt schon mit der geringsten Verdünnung von N-Acetylcystein auf. Betrachtet man aber die Mediane, fällt auf, dass die Differenz zur Kontrolle immer größer wird [Tabelle 9; Abbildung 15].

Tabelle 9: Auswertung der Ergebnisse der Bildanalyse einer Immunhistochemie mit einem Antikörper gegen Collagen Typ I für den Ansatz mit N-Acetylcystein in verschiedenen Verdünnungsstufen. Ergebnisse eines Dreifachansatzes. Abschwächung der Wirkung von 30 mg Levofloxacin / l Medium auf humane Sehnenzellen durch N-Acetylcystein in Prozent.

	Levofloxacin 30 mg/l	Levofloxacin 30 mg/l + NAC 1 mmol/l	Levofloxacin 30 mg/l + NAC 0,1 mmol/l	Levofloxacin 30 mg/l + NAC 0,01 mmol/l
Medianwerte	3,60	13,94	9,68	6,27
Fluoreszenzzunahme in % gegenüber Levofloxacin allein	-	287	168	74

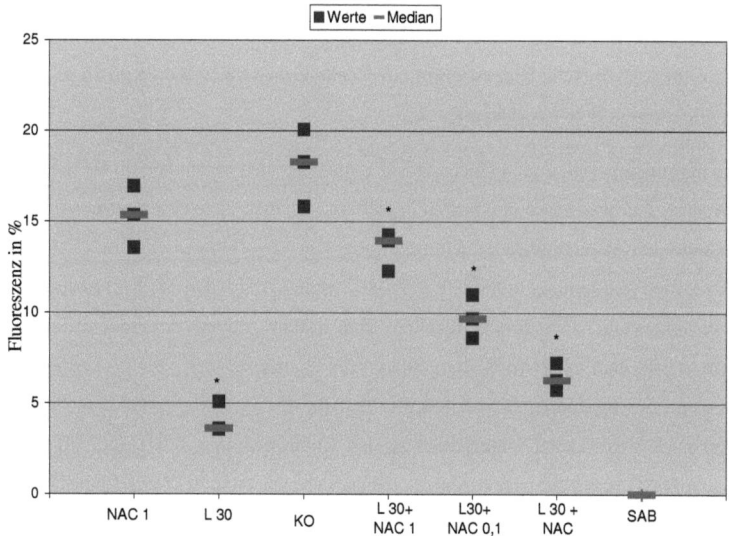

Abbildung 15: Daten aus der Bildanalyse einer immunhistochemischen Darstellung von Collagen Typ I: Effekt einer 5-tägigen Inkubation von humanen Tendozyten mit Levofloxacin 30 mg/l in Kombination mit N-Acetylcystein (1 mmol/l; 0,1 mmol/l und 0,01 mmol/l) auf die Synthese von Collagen Typ I, im Vergleich zur jeweils unbehandelten Kontrolle. Darstellung von Daten resultierend aus Fluoreszenzmessungen als Dreifachbestimmung. Angabe der Prozentwerte der Fluoreszenz und der Mediane.* $p < 0,05$ gegen Kontrolle (Kruskal-Wallis Test)

KO = unbehandelte Kontrolle, NAC 1 = N-Acetylcystein 1 mmol/l, L30 = Levofloxacin in Konzentration von 30 mg/l, L30+NAC1; L30+NAC0,1; L30+NAC0,01 = Levofloxacin 30 mg/l plus NAC in den Konzentrationen von 1mmol/l; 0,1 mmol/l und 0,01 mmol/l. SAB = Sekundärantikörper

Auch für diesen Abschnitt der immunhistochemischen Untersuchungen werden die zur späteren Auswertung angefertigten Fotografien präsentiert. Es wird anschaulich, wie der Effekt der Chinolone in der Ko-Inkubation mit N-Acetylcystein teilweise aufgehoben wird. Ein Verlust an Fluoreszenz, gegenüber der Kontrolle, bedeutet, dass weniger Collagen Typ I und seiner Vorstufen enthalten war [Abbildung 16a, Abbildung 16b].

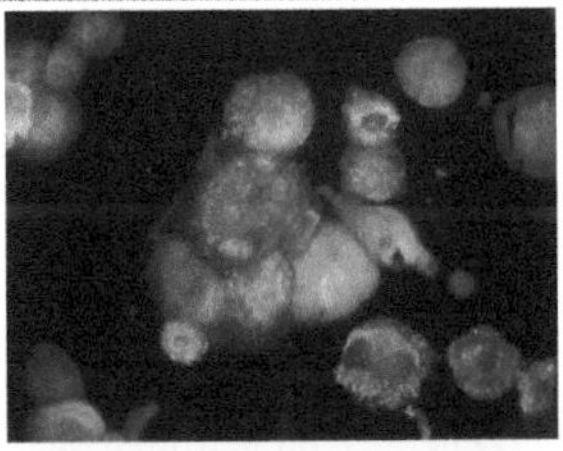

Kontrolle:

Kräftige Fluoreszenz zu erkennen. Es finden sich dichtgelagerte Vesikel im kompletten Zytoplasma mit membrannaher Verdichtung.

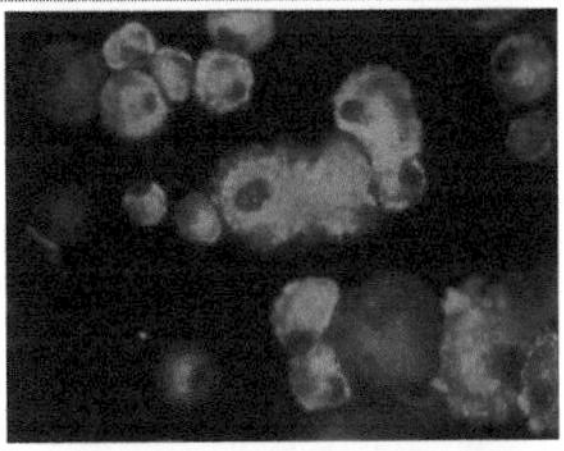

N-Acetylcystein 1 mmol/l:

Kaum Veränderungen zur Kontrolle. Einzig auffällig ist die deutlichere Betonung der Fluoreszenz an der Zellmembran.

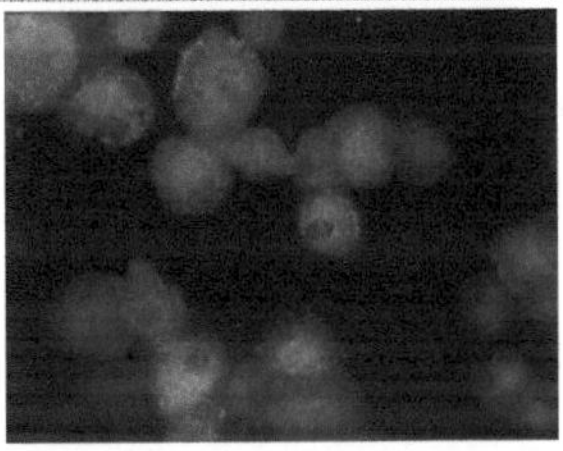

Levofloxacin 30 mg/l:

Deutlicher Effekt. Ubiquitäres Verblassen. Einzelne Fluoreszenzpunkte an der Zellmembran.

Abbildung 16a: Immunhistochemische Untersuchung von humanen Sehnenzellen. Darstellung der Sehnenzellen ohne Zusatz (Kontrolle), sowie nach Inkubation mit N-Acetylcystein 1 mmol/l oder 30 mg Levofloxacin / l Medium.

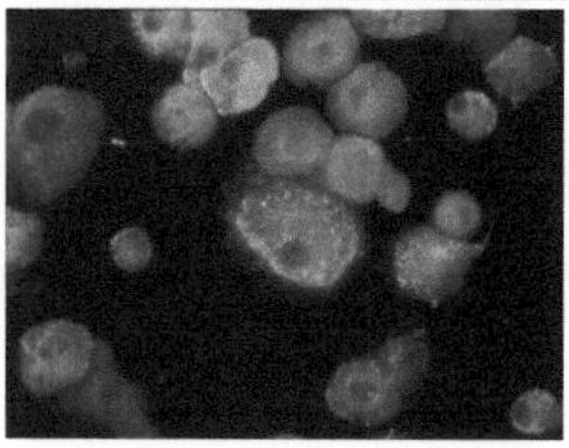	Levofloxacin 30 mg/l plus N-Acetylcystein 1 mmol/l: Effekte von Levofloxacin allein nahezu aufgehoben. Auffällig bleibt, dass scheinbar nicht alle Zellen davon betroffen sind. Einige erscheinen immer noch fluoreszenzschwach. Dies war ein häufig beobachteter Effekt während der Versuche.
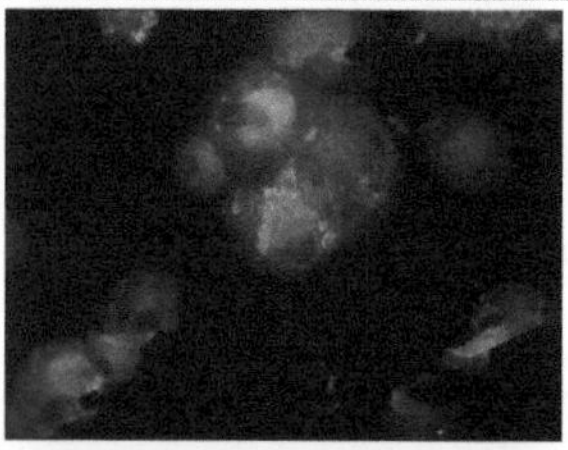	Levofloxacin 30 mg/l plus N-Acetylcystein 0,1 mmol/l: Die Gesamtfluoreszenz wird wieder schwächer. Dennoch fluoreszieren auch noch Kompartimente inmitten des Zytoplasmas.
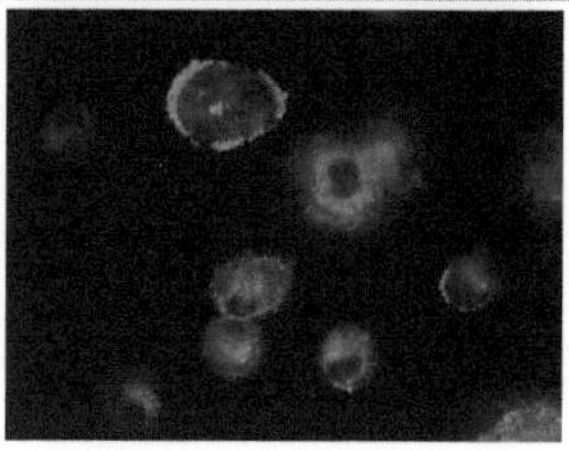	Levofloxacin 30 mg/l plus N-Acetylcystein 0,01 mmol/l: Auch geringe Fluoreszenz, dennoch stärker als bei Levofloxacin 30 mg/l allein. Es wird deutlich, dass das Zytoplasma weniger stark leuchtet. Kräftiger dagegen ist die Fluoreszenz an der Zellmembran ausgeprägt.

Abbildung 16b: Immunhistochemische Untersuchung von humanen Sehnenzellen nach Inkubation mit 30 mg Levofloxacin / 1 Medium plus gleichzeitiger Inkubation mit N-Acetylcystein in absteigender Konzentration (1 mmol/l; 0,1 mmol/l und 0,01 mmol/l).

4 Diskussion

Chinolone sind hinsichtlich ihres Wirkspektrums, ihrer pharmakologischen Eigenschaften sowie der weitgehend günstigen Resistenzlage unverzichtbar in der antimikrobiellen Chemotherapie geworden. Es können nicht nur leichte bis mittelschwere Infektionen, zum Beispiel der oberen Atemwege und auch des Harntraktes, effektiv behandelt werden. Auch Infektionen in Problembereichen wie Weichgewebe und Knochen werden auf Grund der sehr guten Gewebegängigkeit der Substanzklasse therapierbar. Problemkeime wie Pseudomonas aeruginosa und resistente Streptococcus pneumoniae werden durch einige Chinolone erfasst. Chinolone gelten als gut verträglich. Als seltene und ungewöhnliche unerwünschte Wirkung treten Bindegewebsschädigungen an Knorpel und Sehne auf. Das sehnenschädigende Potential der Chinolone ist seit längerem bekannt und in Fallberichten und retrospektiven Studien dokumentiert, wenn auch noch nicht ausreichend hinsichtlich der Genese der Schädigung erforscht. Möglicherweise liegen die Ursachen für die sehnenschädigenden Eigenschaften der Chinolone in gestörten Zell-Matrix- und Zell-Zell-Interaktionen, die zum Beispiel in einer mangelhaften Syntheseleistung der Sehnenzellen resultieren und bis zum Untergang des Gewebes führen können. Es kann nicht nur zur Ruptur einer Sehne kommen, welche unzweifelhaft als Maximalschaden betrachtet werden kann, es zeigen sich ebenso Tendinitiden sowie auch unspezifische Beschwerden wie Sehnenreizungen und Schmerzen bei Bewegungen.

Über die Häufigkeit dieser Komplikationen gibt es unterschiedliche Angaben. Van der Linden ermittelte ein relatives Risiko von 3,2 für über 60-jährige Patienten. Das relative Risiko stieg in derselben Altersgruppe auf 6,3 bei gleichzeitiger Einnahme von Glukokortikoiden (van der Linden et al., 2002). Haddow ermittelte dagegen eine Inzidenz für die Tendinitis der Achillessehne von 0,1-0,01%. Für die Ruptur der Achillessehne beträgt die Inzidenz <0,1% (Haddow et al., 2003). Carbon spricht von einem „nicht signifikantem Problem", wenn er Levofloxacin gegenüber anderen Fluorchinolonen hinsichtlich der Tendotoxizität betrachtet. Er wertete hierbei retrospektiv mehrere Studien zur Medikamentensicherheit der Chinolone aus. Es werden Zahlen für die Häufigkeit einer Levofloxacin-induzierten Tendinitis mit 1:500.000, für eine Sehnenruptur mit 1:1,6 Millionen angegeben (Carbon, 2001). Durch eine notwendig werdende Therapie dieser Folgeschäden ergeben sich nicht nur für den Patienten Nachteile. Es entsteht auch ein volkswirtschaftlicher Schaden, der natürlich im Gegensatz der ursprünglichen Idee steht, den Patienten schnell und effektiv zu behandeln sowie Behandlungskosten zu minimieren.

Ein typischer Fallbericht über eine beidseitige Achillessehnenruptur unter der Behandlung eines 91-jährigen Patienten mit Levofloxacin macht deutlich, dass die Folgen einer Chinolon-induzierten Tendopathie insbesondere bei älteren Menschen gravierend sein können. Aufgrund der eingeschränkten Bewegungsmöglichkeiten entwickelten sich bei diesem Patienten Folgeerkrankungen und eine Pneumonie führte nach einigen Wochen schließlich zum Tod. Die Konsequenzen einer Achillessehnenruptur sollten nicht unterschätzt werden und sind bei betagten Patienten hinsichtlich ihrer Auswirkungen und wochenlangen Immobilisierung durchaus mit denen einer Schenkelhalsfraktur zu vergleichen (Gottschalk und Bachman, 2009).

Auch das zeitliche Auftreten dieser Nebenwirkungen während oder nach einer Chinolonbehandlung schwankt sehr stark. Es wurden in Fallstudien und Übersichtsarbeiten Angaben gemacht, die den Zeitraum von wenigen Stunden nach Beginn einer Therapie bis hin zu 180 Tage danach umfassen (Haddow et al., 2003, Khaliq und Zhanel, 2003). Die Gründe für diese große Zeitspanne sind unklar. Einerseits muss man interindividuelle Unterschiede in Betracht ziehen, zum Beispiel bestehende Vorerkrankungen, Dauermedikationen, Prädispositionen und eventuelle Alters-, und Geschlechtsspezifität (Pierfitte und Royer, 1996). Andere Faktoren für eine Risikoerhöhung für Sehnrupturen sind Adipositas, männliches Geschlecht, lokale Applikation von Kortikoiden und rheumatoide Arthritis (Seeger et al., 2006). Zusätzlich scheint eine Altersabhängigkeit zu bestehen. Dieser Zusammenhang wurde in Übersichtsarbeiten erkenntlich. Je älter der Patient desto höher das Risiko für eine Schädigung am Sehnenapparat (Khaliq und Zhanel, 2003, Pouzaud et al., 2006).

Es bestehen weiterhin Risikofaktoren, die in Kombination mit der Chinolongabe das Risiko für Tendopathien erhöhen. Eine deutliche Erhöhung des Risikos an einer Sehnenschädigung zu erkranken, zeigt sich bei gleichzeitiger Applikation von Glukokortikoiden, wie zum Beispiel Kortison. Verstärkt wird der Effekt wenn das Kortikoid über einen längeren Zeitraum appliziert wird, wie es beispielsweise im Rahmen einer Dauertherapie zur Immunsuppression oder bei Patienten mit chronisch obstruktiven Atemwegserkrankungen (COPD) durchaus üblich ist. Glukokortikoide selbst sind schon toxisch gegenüber Sehnen (Csizy und Hintermann, 2001). Die Kombination der Gabe führte *in vitro* zu einer Verstärkung des Effekts (Sendzik et al., 2005).

Andererseits ist es gerade bei bestehenden Risikofaktoren schwierig, eine Kausalität zum eigentlichen auslösenden Faktor herzustellen. Auffällig wird aber gerade in solchen Studien die Neigung zum Prädilektionsort Achillessehne. Dies lässt sich vielleicht mit der besonderen Beschaffenheit dieser Sehne erklären. Sie ist im Querschnitt nahezu rund und, ebenso wie alle anderen Sehnen, nur wenig durchblutet (Ahmed et al., 1998). Zusätzlich ist sie die am stärksten beanspruchte Sehne des menschlichen Körpers. Gerade diese Kombination ist eventuell ursächlich für eine Häufung von Schäden (Harrell, 1999). Aber auch andere Sehnen sind betroffen. Somit kann man davon ausgehen, dass eine Schädigung an allen Sehnen erfolgen kann. Dies stellt die Grundlage dar, auch andere Sehnentypen, wie auch in dieser Arbeit, zu untersuchen. Um einen Großteil der möglichen Risikofaktoren für den Vergleich der Tendotoxizität diverser Chinolone auszublenden, wurden nur die Zellen eines Probanden untersucht.

Hinsichtlich ihrer Tendotoxizität unterscheiden sich die Fluorchinolone offenbar untereinander. Allerdings stammen die Daten nicht aus direkt vergleichenden Studien. Daten der US-amerikanischen Food and Drug Administration gaben für die Jahre 1987 bis 1997 128 gemeldete Fälle für eine Sehnenschädigung in den USA an, wobei die allgemeine Tendopathie ohne Ruptur am häufigsten war. Im gleichen Zeitraum wurden für das nichtamerikanische Ausland 88 Fälle angegeben, mit mehr gemeldeten Rupturen. Der Großteil der Fälle war mit der Anwendung von Ofloxacin verbunden. Danach folgen Ciprofloxacin und Norfloxacin (Harrell, 1999). Die heute üblichen Chinolone wie Levofloxacin und Moxifloxacin waren zum Zeitpunkt der Untersuchung noch nicht im Handel. Die Beurteilung dieser Daten sollte mit gewisser Vorsicht geschehen, da einerseits keine Meldepflicht besteht, andererseits ist der Zusammenhang zwischen Chinolontherapie und Tendopathie klinisch oftmals schwierig zu stellen.

4.1 Effekte von Fluorchinolonen in Tierexperimenten und *in vitro*

Der sehnenschädigende Effekt von Chinolonen ist seit langem bekannt. In verschiedenen tierexperimentellen Untersuchungen, als auch in *in vitro* Arbeiten wird möglichen Pathomechanismen dieses Effektes und den nachweisbaren strukturellen Veränderungen am geschädigten Gewebe nachgegangen.

Untersuchungen an Knorpelgewebe, welches ebenfalls zum Bindegewebe zählt, ergaben ähnliche Ergebnisse. Eine Gemeinsamkeit beider Gewebe stellt die bradytrophe Stoffwechsellage dar. Somit können Elektrolytdefizite weder schnell noch ausreichend ausgeglichen werden.

Bei Versuchen mit Nalidixinsäure an juvenilen Hunden konnten klinische Phänomene, wie Ganganomalien und morphologische Degeneration des Knorpels, festgestellt werden. Auch mikroskopische Veränderungen der Sehne wurden am häufigsten bei mit Nalidixinsäure behandelten Hunden nachgewiesen, am zweithäufigsten mit Ciprofloxacin (Hildebrand et al., 1993).

In einer weiteren tierexperimentellen Arbeit aus dem Jahr 1997 wurde der Effekt von Pefloxacin und Levofloxacin auf Knorpel, Sehnen, Muskeln und Synovialmembranen von juvenilen Ratten untersucht. Dazu erfolgte die Einmalgabe von 900 mg/kg des jeweiligen Chinolons. Anschließend wurden die genannten Gewebe mittels Lichtmikroskopie, Elektronenmikroskopie und mit einem immunhistochemischen Verfahren überprüft. Veränderungen ließen sich in allen untersuchten Geweben nachweisen, wobei der Effekt mit Pefloxacin deutlich stärker gegenüber Levofloxacin ausgeprägt war. Nachgewiesen werden konnte eine Ödembildung mit deutlich erhöhter Zahl an Gewebsmakrophagen. Neben deutlicher Schädigung der Sehnenzellen zeigten sich auch die Collagenfasern verklumpt und irregulär angeordnet. Zusätzlich konnte an den Sehnen eine Hypertrophie des Kapillarepithels nachgewiesen werden. Die daraus resultierende gestiegene Permeabilität wurde als mitursächlich für den Schaden an den Geweben angenommen. Zwei Wochen nach Gabe der Chinolone war der Effekt nicht mehr nachzuweisen (Kashida und Kato, 1997b).

In der vorliegenden Arbeit wurden zwei Chinolone, Levofloxacin und Moxifloxacin, hinsichtlich ihrer Tendotoxozität verglichen. Hierfür wurden humane Sehnenzellen mit verschiedenen Konzentrationen der zu überprüfenden Chinolone über fünf Tage inkubiert, um sie danach mittels Western Blot und Immunhistochemie zu untersuchen. Eine Beeinflussung der Syntheseleistung der inkubierten Sehnenzellen konnte mit Hilfe von Antikörpern zur Quantifizierung von Collagen Typ I nachgewiesen werden. Collagen Typ I, als der Hauptbestandteil der extrazellulären Matrix in der Sehne, diente hier auch als Sehnenzellmarker. Es zeigte sich im Western Blot schon in der geringsten gewählten Konzentration von 10 mg/l beider Chinolone eine Reduktion von Collagen Typ I gegenüber der unbehandelten Kontrolle. Mit ansteigender Konzentration nahm der Gehalt an Collagen Typ I, sowohl mit Levofloxacin als auch mit Moxifloxacin, ab, ohne dass wesentliche Unterschiede im Ausmaß der Wirkungen erkennbar wären. Die Ergebnisse der immunhistochemischen Untersuchung entsprachen hierbei denen des Western Blottings. Auch hier nahm Collagen Typ I konzentrationsabhängig nach Inkubation mit beiden Fluorchinolonen ab. Der Effekt zeigte sich hier bereits in der kleinsten gewählten

Konzentration von 3 mg/l. Eine unterschiedliche Ausprägung des Effektes ließ sich aber auch mit diesem Verfahren nicht nachweisen.

Williams et al. untersuchten den Effekt von Ciprofloxacin auf Sehnenzellen aus der Achillessehne und Zellen aus Sehnen des Kapselapparates der Schulter von adulten Hunden. Die Zellen wurden ebenfalls *in vitro* untersucht, allerdings über drei Tage. Die gewählten Konzentrationen von Ciprofloxacin betrugen 5, 10, 50 mg/l. Es zeigte sich eine Proliferationshemmung der Sehnenzellen, die mit höherer Konzentration zunahm. Die Collagen Typ I-Synthese wurde durch Hemmung des Einbaus von radioaktivem ^{3}H-Prolin gemessen. Es zeigte sich eine Abnahme der Syntheseleistung nur in der höchsten gewählten Konzentration von 50 mg/l. Hier betrug die Abnahme bis zu 48% bei den Achillessehnenzellen und 36% bei den Schulterkapselzellen (Williams et al., 2000). Über den Unterschied in der Ausprägung der Schädigung zwischen einzelnen Sehnentypen ist wenig bekannt.

Die unter therapeutischen Bedingungen gemessene Serumkonzentration von Ciprofloxacin beträgt ca. 5 mg/l. Der durch Williams et al. nachgewiesene Schaden trat erst in deutlich höheren Konzentrationen auf, die auch unter Berücksichtigung einer hohen individuellen Variabilität nicht erreicht werden. Da es sich in der vorliegenden Arbeit um einen Vergleich von zwei verschiedenen Chinolonen handelt, wurden bewusst längere Inkubationszeiten mit Konzentrationen bis zu 100 mg/l der zu untersuchenden Substanzen gewählt. Der Umstand, dass *in vitro* nicht alle Umgebungsfaktoren in einer Sehne simuliert werden können, trägt ebenso dazu bei, dass *in vivo* Daten für eine endgültige Aussage unentbehrlich sind. Aber dennoch unterstützen die hier nachgewiesenen Effekte auf Collagen Typ I diese *in vivo* Ergebnisse. Zusätzlich konnte dieser Effekt durch die Ergebnisse der immunhistochemischen Untersuchungen gestützt werden.

Eine weitere mögliche Ursache der Collagen-Typ I Reduktion wurde in einer tierexperimentellen Arbeit von Shakibaei et al. 2001 aufgezeigt. Ausgehend davon, dass Magnesium für die Signalübertragung der Integrine unerlässlich ist, wurde von Shakibaei et al. untersucht, inwiefern sich Effekte von Chinolonen und Auswirkungen eines magnesiumarmen Futter entsprechen. Dafür wurden Versuche an juvenilen Hunden durchgeführt, die entweder Magnesium-reduziertes Futter erhielten oder Ciprofloxacin in den Dosen 30 mg/kg KG und 200 mg/kg KG. Anschließend erfolgte eine Analyse mittels Western Blot. Es zeigte sich, dass Collagen Typ I unter der Ciprofloxacingabe abnahm. Die Hunde, welche mit magnesiumarmen Futter ernährt wurden, zeigten ebenfalls eine Collagen Typ I

Abnahme (Shakibaei et al., 2001). Dies stützt die Theorie, dass Chinolone Chelatkomplexe mit zweiwertigen Ionen eingehen und diese somit den Zellen entziehen. Dieser Mangel führt sekundär zur Tendopathie durch Substanzverlust.

Ob dieser Schaden eventuell auf mRNA Ebene liegt wurde von Bernard-Beaubois et al. an Kaninchenzellen *in vitro* untersucht. Knorpelzellen von juvenilen Kaninchen wurden mit Nalidixinsäure, Pefloxacin und Norfloxacin über 72h in Konzentrationen zwischen 10^{-6} bis 10^{-3} mol/L inkubiert. Im Northern Blotting Nachweis zeigte sich kein Anhalt für eine Minderexpression durch die getesteten Substanzen (Bernard-Beaubois et al., 1998). Das könnte eventuell heißen, dass die Abnahme von Collagen Typ I in der durch Chinolone geschädigten Sehne nicht auf mRNA Ebene liegt oder der gewählte Zeitraum sowie die gewählten Konzentrationen zu klein gewählt worden sind. Interessant ist hierbei zu bemerken, dass in der Arbeit von Bernard-Beaubois Nalidixinsäure als Kontrolle verwandt wurde, da zu diesem Zeitpunkt keine klinischen Fälle einer Sehnenschädigung durch dieses Chinolon bekannt waren. Im Versuch selbst konnte mit Nalidixinsäure auch kein Effekt nachgewiesen werden.

Hildebrands Untersuchungen am Knorpelgewebe von Hunden zeigte im Jahr 1993 den stärksten Effekt mit Nalidixinsäure (Hildebrand et al., 1993).

Die unterschiedlichen Ergebnisse sprechen einerseits für die unterschiedliche Aussagekraft verschiedener Methoden und Versuchsansätze. Andererseits deuten sie aber auch darauf hin, dass Ergebnisse, die mit Sehnengewebe gemacht wurden, trotz einer Ähnlichkeit der Gewebe, nicht ohne Weiteres auf Knorpelgewebe übertragen werden können. Dass auch die Untersuchung verschiedener Tierspezies hinsichtlich einer allgemeingültigen Aussage problematisch wird, ist nachvollziehbar, da zum Beispiel verschiedene Stoffwechselsysteme verglichen werden müssten. Um die Ergebnisse dieser Arbeit in der Aussagekraft für den menschlichen Organismus zu erhöhen, wurde in dieser Arbeit ausschließlich mit humanen Tendozyten gearbeitet.

Der sehnenschädigende Effekt der Chinolone beschränkt sich nicht nur auf die Abnahme der extrazellulären Matrix, es kommt ebenso zu einer Störung der Zell-Zell-, und Zell-Matrix Verbindungen. Störungen in diesen Interaktionen sind für die normale Funktion der Sehne unabdingbar. Deswegen wurden in dieser Arbeit Fibronectin und β1-Integrine untersucht. Für Fibronectin und β1-Integrine konnten in dieser Arbeit konzentrationsabhängige Abnahmen nachgewiesen werden. Im oben beschriebenen Versuch von Shakibaei et al. konnte, neben der Abnahme von Collagen Typ I zusätzlich eine Abnahme von Fibronectin und der β1-Integrine sowohl nach Behandlung mit Ciprofloxacin, als auch mit magnesiumarmen Futter nachgewiesen werden (Shakibaei et al., 2001). Bei ähnlichem Versuchsaufbau konnte dieser Effekt auch für das Knorpelgewebe nachgewiesen werden (Stahlmann et al., 2000).

Analoge Effekte der Sehnenschädigung durch Chinolone ließen sich auch in nichttierexperimentellen Arbeiten aufzeigen. In früheren Untersuchungen unserer Arbeitsgruppe wurden die Wirkungen von Ciprofloxacin und Levofloxacin auf humane Fingersehnenzellen direkt verglichen. Untersucht wurde der Collagen Typ I-Gehalt *in vitro* 5 Tage nach Inkubation mit Ciprofloxacin und Levofloxacin in diversen Konzentrationen. Schon nach drei Tagen konnte eine Abnahme des Collagen Typ I-Gehaltes bei einer Ciprofloxacin Konzentration von 3 mg/l nachgewiesen werden. Für Levofloxacin trat bei 3 mg/l selbst nach fünf Tagen kein Effekt auf. Analog zu dieser Arbeit wurde der Nachweis per Western Blotting geführt (Sendzik et al., 2005). Der von Sendzik et al. beschriebene *in vitro* Effekt war durch Ciprofloxacin gegenüber Levofloxacin stärker ausgeprägt. Es scheint sich dabei um einen Effekt zu handeln, der nicht 1:1 ohne Weiteres auf *in vivo* Verhältnisse übertragen werden kann. Die unterschiedliche Pharmakokinetik der Wirkstoffe lässt sich außerhalb des lebenden Organismus nur schwerlich simulieren.

Der früher beobachtete Effekt für Levofloxacin schon in Konzentrationen von 3 mg/l konnte in dieser Arbeit nicht gezeigt werden. In Vorversuchen, mit Konzentrationen von 1 mg/l und 3 mg/l zeigten sich für Levofloxacin und Moxifloxacin keine Veränderungen gegenüber der Kontrolle in der Immundetektion mittels SDS-Page Technik. Da in dieser Arbeit der Vergleich zwischen Levofloxacin und Moxifloxacin hinsichtlich einer tendotoxischen Wirkung im Vordergrund stand, wurden nur die Konzentrationen untersucht, mit denen sicher ein Effekt mit beiden Methoden nachweisbar war. Mit Moxifloxacin wurde ein neueres Fluorchinolon getestet, dessen Tendotoxizität im Vergleich zu anderen Fluorchinolonen relativ schlecht untersucht ist. Es finden sich dennoch Fallberichte über das Auftreten von Tendopathien unter der Therapie mit Moxifloxacin (Burkhardt et al., 2004).

Für die Gefahr einer Sehnenschädigung durch Chinolone besteht eine Altersabhängigkeit (Pouzaud et al., 2006, van der Linden et al., 2003). Auch ohne eine antimikrobielle Therapie ist das Risiko für eine Sehnenschädigung erhöht (Kannus und Jozsa, 1991). Sehr gut wird dieser Sachverhalt in der Arbeit von van der Linden und Mitarbeiter deutlich (van der Linden, 2003). Das Risiko für eine Sehnenschädigung nimmt mit steigendem Alter zu. Andere Co-Faktoren einer Sehnenschädigung werden ebenfalls deutlich. Nierenschäden, Adipositas,

Diabetes mellitus und Glukokortikoidgabe erhöhen das Risiko für eine Sehnenschädigung deutlich.

Gerade die Dauermedikation und lokale Instillation der Glukokortikoide sind Risikofaktoren. Bei Versuchen an Ratten konnte, ähnlich den Versuchen mit Chinolonen, eine Abnahme der Zellproliferation und Proteoglykansynthese nachgewiesen werden (Torricelli et al., 2006). Die Wirkung von Chinolonen und Triamcinolonacetonid, einem Glukokortikoid, wurde von Kempka und Mitarbeiter *in vitro* untersucht. In dieser Arbeit wurde die Wirkung an juvenilen Sehnenzellen vom Menschen, von Ratten und der des Minischweins überprüft. Es wurden generell Zellen aus der Achillessehne untersucht, die vor Beginn genau charakterisiert wurden. Dies erfolgte durch Bestimmung von Collagen Typ I und Betrachtung der typischen Morphologie. Gemessen wurde die Proliferationshemmung und die mitochondriale Dehydrogenaseaktivität mittels MTT Assay. Es konnte nachgewiesen werden, dass die kombinierte Gabe von Chinolon und Glukokortikoid zu einer drastischen Senkung der Zellviabilität führte. Dieser Effekt war mit allen drei getesteten Chinolonen (Ciprofloxacin, Pefloxacin, Sparfloxacin) nachweisbar (Kempka, 1996).

In dieser Arbeit wurden Konzentrationen gewählt, die über dem Serumspiegel der beiden Chinolone liegen. Das erscheint gerechtfertigt, weil die gute Gewebepenetration der Chinolone bekannt ist (von Baum et al., 2001).

4.2 Effekt von N-Acetylcystein auf durch Levofloxacin beziehungsweise Moxifloxacin induzierten Veränderungen

N-Acetylcystein (NAC) findet sein Hauptanwendungsgebiet zur Mukolyse zum Beispiel bei chronischer Bronchitis. Es stellt eine Vorstufe von Glutathion dar, welches eine antioxidative Funktion besitzt. Somit besitzt es auch eine antiinflammatorische Komponente, da es Radikale, die im Rahmen von Entzündungsreaktionen durch neutrophile Granulozyten gebildet werden, eliminiert. Das Molekül besitzt eine Thiol-Gruppe, welche mit einem Radikal regiert und es somit inaktiviert.

Entzündungen der Atemwege durch Überrekrutierung von neutrophilen Granulozyten, wie sie bei der cystischen Fibrose bekannt sind, exazerbieren unter Gabe von NAC weniger stark (Tirouvanziam et al., 2006). Ähnliche Effekte sind für andere Erkrankungen bekannt. Die Hypothese zur Erklärung der Ototoxizität von Aminoglykosiden besagt, dass die Schädigung im Innenohr durch Radikale (ROS- reactive oxygen species) erfolgt. Die Gabe von NAC plus

Aminoglykosid an 53 Dialysepatienten zur Therapie einer Kathetersepsis, zeigten eine Abnahme des Hörverlustes besonders im Hochtonbereich (Feldman et al., 2007). Dabei erhielt eine Gruppe Gentamicin 600 mg 2x täglich sowie NAC in der Konzentration von 200 mg als Brausetablette jeweils zusätzlich. Die andere Gruppe erhielt Gentamicin allein. Nach 72 Stunden erfolgten Untersuchungen zur Abnahme des Hörverlustes, bestehend aus Otoskopie, Tympanometrie und Sprach-Audiometrie. Die Ergebnisse wurden mit Voruntersuchungen vor Einleitung der antimikrobiellen Chemotherapie verglichen. Folgeuntersuchungen wurden nach einer sowie nach 6 Wochen durchgeführt. Patienten, welche zusätzlich mit NAC behandelt wurden, zeigten signifikant weniger Einschränkungen im Hörbereich gegenüber der Therapie mit Gentamicin allein.

Der Ansatz einer möglichen Schädigung der Sehne durch oxidativen Einfluss wurde auch in dieser Arbeit aufgegriffen. Levofloxacin wurde in dieser Arbeit in Kombination mit NAC untersucht, um zu prüfen, ob NAC die Effekte des Chinolons beeinflusst. Zur Überprüfung einer eventuellen Eigenwirkung auf Sehnenzellen erfolgte auch eine Inkubation mit 1 mmol/l NAC allein. Diese zeigte kaum Unterschiede zur Kontrolle, was einen potentiell tendotoxischen Effekt von NAC ausschließt. Im Western Blot zeigte die Kombination von 1 mmol/l NAC plus Levofloxacin 30 mg/l bzw. 100 mg/l, dass der Effekt des Chinolons durch die Kombination mit NAC abgeschwächt werden konnte. Mit Hilfe der Immunhistochemie wurde versucht, eine Konzentrationsabhängigkeit der Wirkung von NAC plus Levofloxacin 30 mg/l zu ermitteln. Die Konzentrationsstufen betrugen hierbei 1 mM, 0,1 mM und 0,01 mM. Die Ergebnisse zeigten, dass mit jeder der gewählten Konzentrationen ein Anstieg des Collagen Typ I Gehaltes erzeugt werden konnte. Mit sinkendem NAC Gehalt jedoch schwächte sich dieser Anstieg zunehmend ab. Die Frage, inwiefern der Chinolon-induzierte Schaden an Sehnen durch Chinolone oxidativ bedingt sein könnte, führte zu dem Ansatz einer simultanen Inkubation von Chinolon plus einem Antioxidanz *in vitro*. Bisher sind derartige Untersuchungen rar und die Datenlage ist begrenzt.

Die in Folge einer Chinolongabe entstandenen oxidativen Schäden an Achillessehnen von Mäusen wurden von Simonin et al. genauer untersucht. Über zehn Tage wurden Mäuse entweder nur mit Pefloxacin oder mit einer Kombination von Pefloxacin plus NAC behandelt. Anschließend wurde der Gehalt an Carbonylgruppen in Collagen, als Produkt einer Proteinschädigung, in den Achillessehnen der Mäuse per Western Blot bestimmt. Es zeigte sich, dass die kombinierte Inkubation die Ausbildung von Carbonylgruppen auf nahezu Kontrollniveau senkte. Der Gehalt an Carbonylgruppen, welcher vom alleinigen Ansatz mit NAC stammte, befand sich ebenfalls fast auf Kontrollniveau. Somit konnte gezeigt werden, dass NAC einen inhibierenden Effekt auf die Akkumulation von Oxidationsprodukten zu haben scheint (Simonin et al., 2000).

Ziel der Arbeit von Pouzaud et al. war, Schäden an der Zelle messbar zu machen. Um oxidative Schäden an einer Sehnenzelllinie vom Kaninchen nachzuweisen, wurden diese mit ansteigenden Konzentrationen von vier verschiedenen Chinolonen inkubiert (Pefloxacin, Ciprofloxacin, Levofloxacin und Ofloxacin). Es erfolgten Tests nach 24 und 72h mit dem Nachweis von Redoxstatus, Glutathiongehalt und „reactive oxygene species" (ROS). Der eigentliche Effekt trat erst nach 72h auf, was auch in der vorliegenden Arbeit berücksichtigt wurde. Signifikant erhöht waren der Gehalt an ROS bei der Inkubation mit Pefloxacin und Ciprofloxacin. Levofloxacin und Ofloxacin zeigten erst in höherer Dosierung Effekte. Glutathion fiel ebenfalls bei diesen beiden Chinolonen stärker ab. Somit konnte nicht nur die These der oxidativen Schädigung gestärkt werden, sondern auch eine unterschiedliche Ausprägung des Effektes mit diversen Chinolonen gezeigt werden (Pouzaud et al., 2004).

In einem späteren Versuch konnte zusätzlich eine Altersabhängigkeit der Schädigung durch Chinolone gezeigt werden. Adulte und jüngere Kaninchen wurden entweder mit Pefloxacin, Nalidixinsäure oder Ofloxacin behandelt. Der Nachweis der Schädigung erfolgte über dieselben Parameter wie im Vorversuch. Es zeigte sich hierbei eine Altersabhängigkeit für Ofloxacin und Nalidixinsäure, bei denen die juvenilen Kaninchen mehr geschädigt wurden. Für Pefloxacin bestand dieser Unterschied nicht, beide Altersgruppen waren gleichstark geschädigt (Pouzaud et al., 2006).

In der Arbeit von Lowes und Mitarbeitern wurde ebenfalls untersucht, ob die durch Chinolone verursachten Schädigungen an Sehnenzellen oxidativer Genese sein könnten. Die Versuche wurden dabei *in vitro* an humanen Achillessehnenzellen durchgeführt. Es konnte gezeigt werden, dass der Effekt von mit Ciprofloxacin und Moxifloxacin inkubierten Zellen durch gleichzeitige Inkubation mit MitoQ, einem mitochondrienspezifischem Antioxidanz, antagonisiert wurde. Gemessen wurde einerseits die Oxidationsrate von Dichlorodihydrofluoreszein, einem generellen Marker für oxidativem Stress in den untersuchten Sehnenzellen. Anderseits wurde davon ausgegangen, dass ein oxidativer Schaden in der Zelle sich besonders an den Mitochondrien zeigen müsste. Um dies zu überprüfen, wurde mittels eines fluoreszierenden Nachweises die Abnahme des Membranpotentials an der mitochondrialen Membran überprüft. Für Ciprofloxacin und Moxifloxacin in den Konzentrationen 0 bis 0,3 mM, konnte eine Zunahme der oxidativen Produkte um das Dreifache nachgewiesen werden. Mit 1 µM MitoQ in gleichzeitiger

Inkubation konnte mit beiden Chinolonen eine Abnahme des oxidativen Schadens gezeigt werden (Lowes et al., 2009).

Für die Arbeit mit antioxidativen Substanzen ergaben sich einige zu erörternde Sachverhalte. Das Problem, die genaue Konzentration von NAC im Körper zu ermitteln, welche sich auf Grund der Spaltung von NAC zu Reaktionsprodukten ergibt, stellte eine zusätzliche Schwierigkeit bei der Erstellung eines *in vitro* Modells dar, welches an *in vivo* Verhältnisse angelehnt sein sollte. Die hier erbrachten Ergebnisse können also nicht einfach auf *in vivo* Verhältnisse übertragen werden. Dass NAC in der Konzentration von 1 mmol/l, allein inkubiert, nicht ganz das Kontrollniveau erreicht, ist gezeigt worden. Es ist nicht bekannt, ob NAC ein tendotoxisches Potential besitzt und das wurde in dieser Arbeit vorrausgesetzt. Doch ist es bekannt, dass NAC unter gewissen Umständen auch zu einer Abnahme der Synthese von Matrixproteinen führen kann. Für sehr hohe Konzentrationen von NAC (5 mM und 10 mM) konnte an Sehnenzellen, die aus einer Dupuytren-Kontraktur stammen, *in vitro* eine Abnahme von Procollagen Typ I gezeigt werden.

Ziel der Arbeit von Kopp et al. war es, den Effekt von NAC auf TGF-β1, einem Wachstumsfaktor, zu überprüfen. In Kombination führte dies zu einem Rückgang der durch TGF-β1 überstimulierten Synthese von Matrixproteinen. Daraus lässt sich nicht ableiten, dass NAC allein schon potent ist, diese Synthesereduktion zu initiieren, wohl wurden aber diese Informationen aus dem Experiment von Kopp et al. in der vorliegenden Arbeit berücksichtigt. In dieser Arbeit wurden nur Sehnenzellen gesunder Probanden benutzt und die Konzentrationen von NAC wurden weit geringer gegenüber denen der Arbeit von Kopp et al. belassen. Dennoch könnte dieser Sachverhalt eine Erklärung dafür sein, warum die Inkubation von Sehnenzellen mit NAC allein nie ganz das Kontrollniveau erreicht (Kopp et al., 2006).

In der vorliegenden Arbeit konnte gezeigt werden, dass mit NAC sich der tendotoxische Effekt von Chinolonen *in vitro* abschwächen lässt. Dies allein lässt aber keinen eindeutigen Rückschluss darauf zu, dass sich NAC auch unter in vivo Bedingungen eventuell protektiv auf einen möglichen Sehnenschaden, der durch Chinolongabe induziert wurde, auswirken kann. Dazu bedarf es weiterer Versuche. Die gewonnenen Ergebnisse geben jedoch einen Hinweis auf die Richtigkeit der Theorie geben, dass der Chinolon-induzierten Tendopathie ein oxidativer Pathomechanismus zugrunde liegt.

5 Zusammenfassung

Chinolone werden seit geraumer Zeit zur Therapie bakterieller Infektionen eingesetzt. Mit ihnen können nicht nur lokale Infektionen, wie zum Beispiel der Atemwege und des Urogenitalsystems erfolgreich therapiert werden. Auch systemische Infektionen sind mit Hilfe der Chinolone sehr gut zu behandeln. Die hervorragende Knochen- und Weichteilgängigkeit dieser Substanzen ermöglicht auch das Behandeln von Infektionen in, mit herkömmlichen antimikrobiellen Chemotherapeutika, schwer zu erreichenden Kompartimenten. Die Stoffklasse der Chinolone zeichnet sich außerdem durch eine noch relativ gute Resistenzlage aus.

Als eine schwerwiegende Nebenwirkung ist schon seit geraumer Zeit das sehnenschädigende Potential der Chinolone bekannt. Diese Nebenwirkung tritt sehr selten auf und variiert in ihrer Ausprägung. Die daraus resultierenden Symptome reichen von einer unspezifischen Tendinitis bis hin zur Ruptur der Sehne. Der genau zugrunde liegende Pathomechanismus ist aber immer noch weitgehend unklar, wenn auch diverse Theorien bestehen. Bei steigender Zahl der Fallberichte und daraus folgenden Untersuchungen, konnte sich ein Spektrum für gewisse Risikofaktoren ableiten lassen. Als solche zählen: Alter des Patienten, gleichzeitige oder zeitnahe Applikation von Glukokortikoiden und das Bestehen einer Niereninsuffizienz. Gleichwohl konnte in retrospektiven klinischen und auch in *in vitro* Versuchen gezeigt werden, dass verschiedene Chinolone ein unterschiedliches Potential für diese unerwünschte Wirkung besitzen.

Ziel dieser Arbeit war es, folgende Fragestellungen mit Hilfe von Untersuchungen an Zellkulturen zu überprüfen:

1. Unterscheiden sich Levofloxacin und Moxifloxacin in ihrem Potential einen Sehnenschaden zu erzeugen?

2. Ist der tendotoxische Effekt von Levofloxacin durch die gleichzeitige Anwendung von N-Acetylcystein zu beeinflussen?

Um diese Fragestellungen zu beantworten, wurden humane Tendozyten mit den Substanzen als Primärkultur in Monolayern inkubiert. Die Inkubation erfolgte über 5 Tage entweder nur mit einem der beiden Chinolone oder, im zweiten Ansatz, in Kombination mit N-Acetylcystein. Die Analyse erfolgte anschließend mittels Western Blot und mit Hilfe der

Immunhistochemie. Untersucht wurde der Effekt auf sehnenspezifische Proteine, die einerseits den Hauptbestandteil der extrazellulären Matrix bilden (Collagen Typ I) und andererseits für Proteine, welche verantwortlich für die Integrität der Sehnenzellen in der Sehne sind (β_1-Integrine, Fibronectin).

Für den Vergleichsansatz zwischen Levofloxacin und Moxifloxacin konnte mittels Western Blot gezeigt werden, dass schon in der geringst gewählten Konzentration (10 mg/l) eine Abnahme aller getesteten Proteine erfolgte. Dies galt für beide untersuchten Chinolone. Eine unterschiedliche Ausprägung des Effektes zwischen den Chinolonen, ließ sich mit den Ergebnissen aus den Western Blot Versuchen nicht aufzeigen. In der immunhistochemischen Untersuchung konnte gezeigt werden, dass der Effekt auf Collagen Typ I schon in einer Konzentration von 3 mg/l nachzuweisen war. Ein Unterschied zwischen den beiden Chinolonen war auch hier nicht zu ermitteln.

Zur Klärung der zweiten Fragestellung wurden ebenfalls beide Verfahren angewandt. Im Western Blot zeigte sich, dass die Ko-Inkubation mit NAC eine Abschwächung der Proteinreduktion erzeugte. Dies galt für beide untersuchten Konzentrationen von Levofloxacin (30 mg/l und 100 mg/l). Der Effekt der alleinigen NAC-Inkubation (1 mmol/l) zeigte keinen signifikanten Unterschied zur Kontrolle, erreichte aber nie gänzlich das Kontrollniveau. Dies bestätigt die Annahme, dass NAC allein kein tendotoxisches Potential besitzt. Die für den zweiten Ansatz modifizierte immunhistochemische Analyse untersuchte, inwiefern sich der Effekt auf Collagen Typ I bei einer Konzentrationsabnahme von NAC ändert. Es konnte gezeigt werden, dass bei einer Konzentrationsabnahme von NAC in der Kombination mit Levofloxacin 30 mg/l zunehmend weniger Collagen Typ I nachgewiesen werden konnte. Der tendotoxische Effekt von Levofloxacin trat also immer stärker hervor.

Abschließend lässt sich aus den gewonnenen Daten ableiten, dass sich mit dem in dieser Arbeit verwendeten Modell keine unterschiedliche Potenz für Levofloxacin und Moxifloxacin hinsichtlich ihrer tendotoxischen Wirkung zeigen lässt. NAC konnte in simultaner Inkubation den sehnenschädigenden Effekt von den untersuchten Chinolonen abschwächen. Dieser protektive Effekt ist konzentrationsabhängig und hebt den erzeugten Schaden an der Sehnenzelle nie vollständig auf.

Da es sich hierbei um *in vitro* Versuche handelt, müssten für genauere Angaben hinsichtlich der hier erörterten Fragestellungen weitere in vivo Versuche erfolgen, um letztendlich eine Aussage treffen zu können, inwiefern NAC ein protektiven Effekt bei Chinolongabe zur Vermeidung einer Tendopathie besitzen kann.

6 Literaturverzeichnis

AHMED, I. M., LAGOPOULOS, M., MCCONNELL, P., SOAMES, R. W. & SEFTON, G. K. (1998) Blood supply of the Achilles tendon. *J Orthop Res,* 16, 591-6.

ASLUND, F., BERNDT, K. D. & HOLMGREN, A. (1997) Redox potentials of glutaredoxins and other thiol-disulfide oxidoreductases of the thioredoxin superfamily determined by direct protein-protein redox equilibria. *J Biol Chem,* 272, 30780-6.

BAILEY, R. R., KIRK, J. A. & PEDDIE, B. A. (1983) Norfloxacin-induced rheumatic disease. *N Z Med J,* 96, 590.

BALFOUR, J. A. & WISEMAN, L. R. (1999) Moxifloxacin. *Drugs,* 57, 363-73; discussion 374.

BALL, P. (2000a) Quinolone generations: natural history or natural selection? *J Antimicrob Chemother,* 46 Suppl T1, 17-24.

BALL, P. (2000b) *The Quinolones. History and Overview.* S. 1-31.

BALL, P., MANDELL, L., NIKI, Y. & TILLOTSON, G. (1999) Comparative tolerability of the newer fluoroquinolone antibacterials. *Drug Saf,* 21, 407-21.

BARGE-CABALLERO, E., CRESPO-LEIRO, M. G., PANIAGUA-MARTIN, M. J., MUNIZ, J., NAYA, C., BOUZAS-MOSQUERA, A., PINON-ESTEBAN, P., MARZOA-RIVAS, R., PAZOS-LOPEZ, P., CURSACK, G. C., CUENCA-CASTILLO, J. J. & CASTRO-BEIRAS, A. (2008) Quinolone-related Achilles tendinopathy in heart transplant patients: incidence and risk factors. *J Heart Lung Transplant,* 27, 46-51.

BARRY, A. L., FUCHS, P. C. & BROWN, S. D. (2001) In vitro activities of three nonfluorinated quinolones against representative bacterial isolates. *Antimicrob Agents Chemother,* 45, 1923-7.

BAYER-VITAL (10/2008) Fachinformation Avalox 400 mg Filmtabletten.

BENJAMIN, M. & RALPHS, J. R. (2000) The cell and developmental biology of tendons and ligaments. *Int Rev Cytol,* 196, 85-130.

BERNARD-BEAUBOIS, K., HECQUET, C., HAYEM, G., RAT, P. & ADOLPHE, M. (1998) In vitro study of cytotoxicity of quinolones on rabbit tenocytes. *Cell Biol Toxicol,* 14, 283-92.

BORGSTROM, L. & KAGEDAL, B. (1990) Dose dependent pharmacokinetics of N-acetylcysteine after oral dosing to man. *Biopharm Drug Dispos,* 11, 131-6.

BRAUN, D., PETITPAIN, N., COSSERAT, F., LOEUILLE, D., BITAR, S., GILLET, P. & TRECHOT, P. (2004) Rupture of multiple tendons after levofloxacin therapy. *Joint Bone Spine,* 71, 586-7.

BURKHARDT, O., KOHNLEIN, T., PAP, T. & WELTE, T. (2004) Recurrent tendinitis after treatment with two different fluoroquinolones. *Scand J Infect Dis,* 36, 315-6.

CARBON, C. (2001) Comparison of side effects of levofloxacin versus other fluoroquinolones. *Chemotherapy,* 47 Suppl 3, 9-14; discussion 44-8.

CARLIER, P. G., BERTOLDI, D., BALIGAND, C., WARY, C. & FROMES, Y. (2006) Muscle blood flow and oxygenation measured by NMR imaging and spectroscopy. *NMR Biomed,* 19, 954-67.

CHEN, C. R., MALIK, M., SNYDER, M. & DRLICA, K. (1996) DNA gyrase and topoisomerase IV on the bacterial chromosome: quinolone-induced DNA cleavage. *J Mol Biol,* 258, 627-37.

CSIZY, M. & HINTERMANN, B. (2001) [Rupture of the Achilles tendon after local steroid injection. Case reports and consequences for treatment]. *Swiss Surg,* 7, 184-9.

CZOCK, D., HUSIG-LINDE, C., LANGHOFF, A., SCHOPKE, T., HAFER, C., DE GROOT, K., SWOBODA, S., KUSE, E., HALLER, H., FLISER, D., KELLER, F. & KIELSTEIN, J. T. (2006) Pharmacokinetics of moxifloxacin and levofloxacin in intensive care unit patients who have acute renal failure and undergo extended daily dialysis. *Clin J Am Soc Nephrol*, 1, 1263-8.

DAVIS, R. & BRYSON, H. M. (1994) Levofloxacin. A review of its antibacterial activity, pharmacokinetics and therapeutic efficacy. *Drugs*, 47, 677-700.

FELDMAN, L., EFRATI, S., EVIATAR, E., ABRAMSOHN, R., YAROVOY, I., GERSCH, E., AVERBUKH, Z. & WEISSGARTEN, J. (2007) Gentamicin-induced ototoxicity in hemodialysis patients is ameliorated by N-acetylcysteine. *Kidney Int*, 72, 359-63.

FFRENCH-CONSTANT, C. & COLOGNATO, H. (2004) Integrins: versatile integrators of extracellular signals. *Trends Cell Biol*, 14, 678-86.

FROTHINGHAM, R. (2001) Rates of torsades de pointes associated with ciprofloxacin, ofloxacin, levofloxacin, gatifloxacin, and moxifloxacin. *Pharmacotherapy*, 21, 1468-72.

GOTTSCHALK, A. W. & BACHMAN, J. W. (2009) Death following bilateral complete Achilles tendon rupture in a patient on fluoroquinolone therapy: a case report. *J Med Case Reports*, 3, 1.

HADDOW, L. J., CHANDRA SEKHAR, M., HAJELA, V. & GOPAL RAO, G. (2003) Spontaneous Achilles tendon rupture in patients treated with levofloxacin. *J Antimicrob Chemother*, 51, 747-8.

HARRELL, R. M. (1999) Fluoroquinolone-induced tendinopathy: what do we know? *South Med J*, 92, 622-5.

HEISIG, P. & WIEDEMANN, B. (2001) [Action and reaction. Actions and resistance mechanisms of quinolone]. *Pharm Unserer Zeit*, 30, 382-93.

HEUMANN-PHARMA (12/2006) Fachinformation Acetylcystein akut.

HILDEBRAND, H., KEMPKA, G., SCHLUTER, G. & SCHMIDT, M. (1993) Chondrotoxicity of quinolones in vivo and in vitro. *Arch Toxicol*, 67, 411-5.

HO, C. F., CHIOU, H. J., CHOU, Y. H. & CHANG, C. Y. (2003) Peritendinous lesions: the role of high-resolution ultrasonography. *Clin Imaging*, 27, 239-50.

HORI, S., KIZU, J. & KAWAMURA, M. (2003) Effects of anti-inflammatory drugs on convulsant activity of quinolones: a comparative study of drug interaction between quinolones and anti-inflammatory drugs. *J Infect Chemother*, 9, 314-20.

HYNES, R. O. (1992) Integrins: versatility, modulation, and signaling in cell adhesion. *Cell*, 69, 11-25.

INGHAM B, B. D. (1977) Arthropathy induced by antibacterial fused N-alkyl-3-pyridone-carboxylic acids. *Toxicology Letters*, 21-26.

IVASKA, J. & HEINO, J. (2000) Adhesion receptors and cell invasion: mechanisms of integrin-guided degradation of extracellular matrix. *Cell Mol Life Sci*, 57, 16-24.

JOZSA, L., KANNUS, P., BALINT, J. B. & REFFY, A. (1991) Three-dimensional ultrastructure of human tendons. *Acta Anat (Basel)*, 142, 306-12.

KANNUS, P. (2000) Structure of the tendon connective tissue. *Scand J Med Sci Sports*, 10, 312-20.

KANNUS, P. & JOZSA, L. (1991) Histopathological changes preceding spontaneous rupture of a tendon. A controlled study of 891 patients. *J Bone Joint Surg Am*, 73, 1507-25.

KASHIDA, Y. & KATO, M. (1997a) Characterization of fluoroquinolone-induced Achilles tendon toxicity in rats: comparison of toxicities of 10 fluoroquinolones and effects of anti-inflammatory compounds. *Antimicrob Agents Chemother,* 41, 2389-93.

KASHIDA, Y. & KATO, M. (1997b) Toxic effects of quinolone antibacterial agents on the musculoskeletal system in juvenile rats. *Toxicol Pathol,* 25, 635-43.

KEMPKA, G. (1996) Effects of fluoroquinolones and glucocorticoids on cultivated tendon cells in vitro. *Toxicology in Vitro,* 10, 743-754.

KENNON, J. H. (2008) Acetylcysteine for Acetaminophen Poisoning. *New England Journal of Medicine,* 285-92.

KHALIQ, Y. & ZHANEL, G. G. (2003) Fluoroquinolone-associated tendinopathy: a critical review of the literature. *Clin Infect Dis,* 36, 1404-10.

KINZIG-SCHIPPERS, M., FUHR, U., ZAIGLER, M., DAMMEYER, J., RUSING, G., LABEDZKI, A., BULITTA, J. & SORGEL, F. (1999) Interaction of pefloxacin and enoxacin with the human cytochrome P450 enzyme CYP1A2. *Clin Pharmacol Ther,* 65, 262-74.

KOPP, J., SEYHAN, H., MULLER, B., LANCZAK, J., PAUSCH, E., GRESSNER, A. M., DOOLEY, S. & HORCH, R. E. (2006) N-acetyl-L-cysteine abrogates fibrogenic properties of fibroblasts isolated from Dupuytren's disease by blunting TGF-beta signalling. *J Cell Mol Med,* 10, 157-65.

LEE, W. T. & COLLINS, J. F. (1992) Ciprofloxacin associated bilateral achilles tendon rupture. *Aust N Z J Med,* 22, 500.

LESHER, G. Y., FROELICH, E. J., GRUETT, M. D., BAILEY, J. H. & BRUNDAGE, R. P. (1962) 1,8-Naphthyridine Derivatives. a New Class of Chemotherapeutic Agents. *J Med Pharm Chem,* 91, 1063-5.

LIPPERT, H. (2000) *Lehrbuch Anatomie.*

LOWES, D. A., WALLACE, C., MURPHY, M. P., WEBSTER, N. R., GALLEY, H. (2009) The mitochondria targeted antioxidant MitoQ protects against fluoroquinolone-induced oxidative stress and mitochondrial membrane damage in human Achilles tendon cells. *Free Radic Res,* 43, 323-8.

MAGUIRE, R. B., STRONCEK, D. F., GALE, E. & YEARLSEY, M. (1994) Hemolytic anemia and acute renal failure associated with temafloxacin-dependent antibodies. *Am J Hematol,* 46, 363-6.

MARCHBANKS, C. R. (1993) Drug-drug interactions with fluoroquinolones. *Pharmacotherapy,* 13, 23S-28S.

MCQUILLAN, R. & GREGAN, P. (2005) Tendon rupture as a complication of corticosteroid therapy. *Palliat Med,* 19, 352-3.

NABER, K. G. & ADAM, D. (1998) Classification of fluoroquinolones. *Int J Antimicrob Agents,* 10, 255-7.

OWENS, R. C., JR. & AMBROSE, P. G. (2002) Torsades de pointes associated with fluoroquinolones. *Pharmacotherapy,* 22, 663-8; discussion 668-72.

PALU, G., VALISENA, S., CIARROCCHI, G., GATTO, B. & PALUMBO, M. (1992) Quinolone binding to DNA is mediated by magnesium ions. *Proc Natl Acad Sci U S A,* 89, 9671-5.

PENDYALA, L. & CREAVEN, P. J. (1995) Pharmacokinetic and pharmacodynamic studies of N-acetylcysteine, a potential chemopreventive agent during a phase I trial. *Cancer Epidemiol Biomarkers Prev,* 4, 245-51.

PETERSEN, U. (2001) [The evolution of quinolone: from nalidixic acid to the quinolones of the third generation]. *Pharm Unserer Zeit,* 30, 376-81.

PFISTER, K., MAZUR, D., VORMANN, J. & STAHLMANN, R. (2007) Diminished ciprofloxacin-induced chondrotoxicity by supplementation with magnesium and vitamin E in immature rats. *Antimicrob Agents Chemother,* 51, 1022-7.

PIERFITTE, C. & ROYER, R. J. (1996) Tendon disorders with fluoroquinolones. *Therapie,* 51, 419-20.

POTTS, J. R. & CAMPBELL, I. D. (1996) Structure and function of fibronectin modules. *Matrix Biol,* 15, 313-20; discussion 321.

POUZAUD, F., BERNARD-BEAUBOIS, K., THEVENIN, M., WARNET, J. M., HAYEM, G. & RAT, P. (2004) In vitro discrimination of fluoroquinolones toxicity on tendon cells: involvement of oxidative stress. *J Pharmacol Exp Ther,* 308, 394-402.

POUZAUD, F., DUTOT, M., MARTIN, C., DEBRAY, M., WARNET, J. M. & RAT, P. (2006) Age-dependent effects on redox status, oxidative stress, mitochondrial activity and toxicity induced by fluoroquinolones on primary cultures of rabbit tendon cells. *Comp Biochem Physiol C Toxicol Pharmacol,* 143, 232-41.

RIBARD, P., AUDISIO, F., KAHN, M. F., DE BANDT, M., JORGENSEN, C., HAYEM, G., MEYER, O. & PALAZZO, E. (1992) Seven Achilles tendinitis including 3 complicated by rupture during fluoroquinolone therapy. *J Rheumatol,* 19, 1479-81.

ROLSTON, K. V., FRISBEE-HUME, S., LEBLANC, B. M., STREETER, H. & HO, D. H. (2002) Antimicrobial activity of a novel des-fluoro (6) quinolone, garenoxacin (BMS-284756), compared to other quinolones, against clinical isolates from cancer patients. *Diagn Microbiol Infect Dis,* 44, 187-94.

RUBINSTEIN, E. (2001) History of quinolones and their side effects. *Chemotherapy,* 47 Suppl 3, 3-8; discussion 44-8.

SANOFI-AVENTIS (10/2007) Fachinformation Tavanic 250/500 mg Filmtabletten.

SCHAAD, U. B. (2005) Fluoroquinolone antibiotics in infants and children. *Infect Dis Clin North Am,* 19, 617-28.

SEEGER, J. D., WEST, W. A., FIFE, D., NOEL, G. J., JOHNSON, L. N. & WALKER, A. M. (2006) Achilles tendon rupture and its association with fluoroquinolone antibiotics and other potential risk factors in a managed care population. *Pharmacoepidemiol Drug Saf,* 15, 784-92.

SENDZIK, J., SHAKIBAEI, M., SCHÄFER-KORTING, M. & STAHLMANN, R. (2005) Fluoroquinolones cause changes in extracellular matrix, signalling proteins, metalloproteinases and caspase-3 in cultured human tendon cells. *Toxicology,* 212, 24-36.

SENDZIK, J. (2009) Synergistic effects of dexamethasone and quinolones on human-derived tendon cells. *Int J Antimicrob Agents,* ahead of print.

SHAKIBAEI, M., DE SOUZA, P., VAN SICKLE, D. & STAHLMANN, R. (2001) Biochemical changes in Achilles tendon from juvenile dogs after treatment with ciprofloxacin or feeding a magnesium-deficient diet. *Arch Toxicol,* 75, 369-74.

SHAKIBAEI, M., PFISTER, K., SCHWABE, R., VORMANN, J. & STAHLMANN, R. (2000) Ultrastructure of Achilles tendons of rats treated with ofloxacin and fed a normal or magnesium-deficient diet. *Antimicrob Agents Chemother,* 44, 261-6.

SHAKIBAEI, M. & STAHLMANN, R. (2001) Ultrastructure of Achilles tendon from rats after treatment with fleroxacin. *Arch Toxicol,* 75, 97-102.

SHEN, L. L., BARANOWSKI, J. & PERNET, A. G. (1989) Mechanism of inhibition of DNA gyrase by quinolone antibacterials: specificity and cooperativity of drug binding to DNA. *Biochemistry,* 28, 3879-85.

SHRIER, I., MATHESON, G. O. & KOHL, H. W., 3RD (1996) Achilles tendonitis: are corticosteroid injections useful or harmful? *Clin J Sport Med*, 6, 245-50.

SIMONIN, M. A., GEGOUT-POTTIE, P., MINN, A., GILLET, P., NETTER, P. & TERLAIN, B. (2000) Pefloxacin-induced achilles tendon toxicity in rodents: biochemical changes in proteoglycan synthesis and oxidative damage to collagen. *Antimicrob Agents Chemother*, 44, 867-72.

SOCHMAN, J., KOLC, J., VRANA, M. & FABIAN, J. (1990) Cardioprotective effects of N-acetylcysteine: the reduction in the extent of infarction and occurrence of reperfusion arrhythmias in the dog. *Int J Cardiol*, 28, 191-6.

STAHLMANN, R. (2003) Effects on Connective Tissue Structures. *Quinolone Antimicrobial Agents 3rd Edition*. American Society for Microbiology, 441-449.

STAHLMANN, R., KUHNER, S., SHAKIBAEI, M., FLORES, J., VORMANN, J. & VAN SICKLE, D. C. (2000) Effects of magnesium deficiency on joint cartilage in immature beagle dogs: immunohistochemistry, electron microscopy, and mineral concentrations. *Arch Toxicol*, 73, 573-80.

STAHLMANN, R. & LODE, H. (1999) Toxicity of quinolones. *Drugs*, 58 Suppl 2, 37-42.

STAHLMANN, R. & LODE, H. (2003) Fluoroquinolones in the elderly: safety considerations. *Drugs Aging*, 20, 289-302.

STAHLMANN, R., MERKER, H. J., HINZ, N., CHAHOUD, I., WEBB, J., HEGER, W. & NEUBERT, D. (1990) Ofloxacin in juvenile non-human primates and rats. Arthropathia and drug plasma concentrations. *Arch Toxicol*, 64, 193-204.

STASS, H., DALHOFF, A., KUBITZA, D. & SCHUHLY, U. (1998) Pharmacokinetics, safety, and tolerability of ascending single doses of moxifloxacin, a new 8-methoxy quinolone, administered to healthy subjects. *Antimicrob Agents Chemother*, 42, 2060-5.

TAKAHATA, M., MITSUYAMA, J., YAMASHIRO, Y., YONEZAWA, M., ARAKI, H., TODO, Y., MINAMI, S., WATANABE, Y. & NARITA, H. (1999) In vitro and in vivo antimicrobial activities of T-3811ME, a novel des-F(6)-quinolone. *Antimicrob Agents Chemother*, 43, 1077-84.

THERMANN, H., HUFNER, T. & TSCHERNE, H. (2000) [Achilles tendon rupture]. *Orthopade*, 29, 235-50.

TIROUVANZIAM, R., CONRAD, C. K., BOTTIGLIERI, T., HERZENBERG, L. A., MOSS, R. B. & HERZENBERG, L. A. (2006) High-dose oral N-acetylcysteine, a glutathione prodrug, modulates inflammation in cystic fibrosis. *Proc Natl Acad Sci U S A*, 103, 4628-33.

TORRICELLI, P., FINI, M., GIAVARESI, G., CARPI, A., NICOLINI, A. & GIARDINO, R. (2006) Effects of systemic glucocorticoid administration on tenocytes. *Biomed Pharmacother*, 60, 380-5.

TSAI, C. L., CHANG, W. T., WENG, T. I., FANG, C. C. & WALSON, P. D. (2005) A patient-tailored N-acetylcysteine protocol for acute acetaminophen intoxication. *Clin Ther*, 27, 336-41.

VAN DER FLIER, A. & SONNENBERG, A. (2001) Function and interactions of integrins. *Cell Tissue Res*, 305, 285-98.

VAN DER LINDEN, P. D., STURKENBOOM, M. C., HERINGS, R. M., LEUFKENS, H. G. & STRICKER, B. H. (2002) Fluoroquinolones and risk of Achilles tendon disorders: case-control study. *Bmj*, 324, 1306-7.

VAN DER LINDEN, P. D., STURKENBOOM, M. C., HERINGS, R. M., LEUFKENS, H. M., ROWLANDS, S. & STRICKER, B. H. (2003) Increased risk of achilles tendon rupture with quinolone antibacterial use, especially in elderly patients taking oral corticosteroids. *Arch Intern Med,* 163, 1801-7.

VON BAUM, H., BOTTCHER, S., ABEL, R., GERNER, H. J. & SONNTAG, H. G. (2001) Tissue and serum concentrations of levofloxacin in orthopaedic patients. *Int J Antimicrob Agents,* 18, 335-40.

WIGLEY, D. B. (1995) Structure and mechanism of DNA topoisomerases. *Annu Rev Biophys Biomol Struct,* 24, 185-208.

WILLIAMS, R. J., III, ATTIA, E., WICKIEWICZ, T. L. & HANNAFIN, J. A. (2000) The effect of ciprofloxacin on tendon, paratenon, and capsular fibroblast metabolism. *Am J Sports Med,* 28, 364-9.

WIMER, S. M., SCHOONOVER, L. & GARRISON, M. W. (1998) Levofloxacin: a therapeutic review. *Clin Ther,* 20, 1049-70.

WIRTH, C. J. & CARLS, J. (2000) [Pathology of acute and chronic tendon injuries]. *Orthopäde,* 29, 174-81.

ZHANG, Z., YU, A. & ZHOU, W. (2007) Synthesis and structure-activity relationship of 7-(substituted)-aminomethyl-4-quinolone-3-carboxylic acid derivatives. *Bioorg Med Chem,* 15, 7274-80.

ZSCHABITZ, A. (2005) [Structure and behavior of tendons and ligaments]. *Orthopäde,* 34, 516-25.

Danksagung

Herrn Prof. Dr. Stahlmann danke ich für die Vergabe des Dissertationsthemas und die stete Diskussionsbereitschaft sowie die intensive Förderung dieser Arbeit.

Frau Dr. Judith Sendzik möchte ich für ihre stete Bereitschaft und Hilfe, insbesondere bei der Vermittlung der Arbeitsmethodik, danken.

Allen Mitarbeiten der Arbeitsgruppe, besonders Frau Irmela Baumann-Wilschke, möchte ich für das angenehme Arbeitsklima und die Hilfsbereitschaft danken.

Bedanken möchte ich mich bei Herrn Dr. Peter Koßmehl für die fachlich kompetente Einarbeitung in das Verfahren der Immunhistochemie.

Für die Hilfestellung bei der statistischen Auswertung bedanke ich mich bei Frau Christine Gericke.

Bei meiner Familie möchte ich mich für die Unterstützung des Studiums bedanken. Ein besonderer Dank gilt meiner Freundin Juliane Knobloch für die stete Unterstützung.

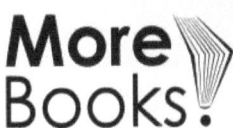
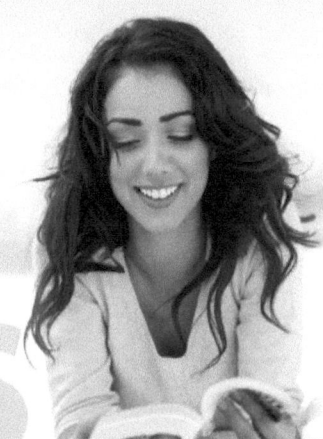

I want morebooks!

Buy your books fast and straightforward online - at one of world's fastest growing online book stores! Environmentally sound due to Print-on-Demand technologies.

Buy your books online at
www.morebooks.shop

Kaufen Sie Ihre Bücher schnell und unkompliziert online – auf einer der am schnellsten wachsenden Buchhandelsplattformen weltweit! Dank Print-On-Demand umwelt- und ressourcenschonend produziert.

Bücher schneller online kaufen
www.morebooks.shop

KS OmniScriptum Publishing
Brivibas gatve 197
LV-1039 Riga, Latvia
Telefax +371 686 204 55

info@omniscriptum.com
www.omniscriptum.com

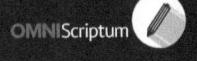

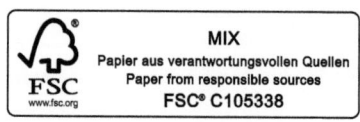

Printed by Books on Demand GmbH, Norderstedt / Germany